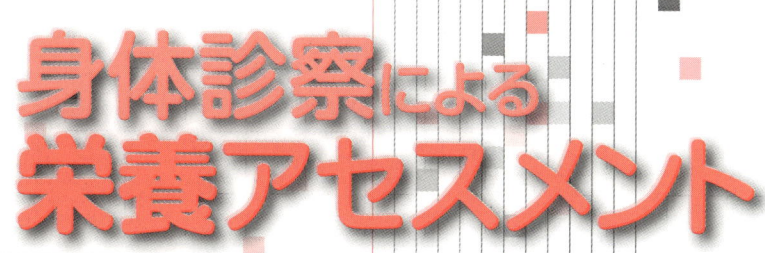

身体診察による 栄養アセスメント

症状・身体徴候からみた栄養状態の評価・判定

●著者●
奈良信雄／中村丁次

第一出版

【著者紹介】

奈良 信雄　全国共同利用施設医歯学教育システム研究センター長
　　　　　（併）東京医科歯科大学大学院医歯学総合研究科教授
中村 丁次　神奈川県立保健福祉大学保健福祉学部栄養学科教授

はじめに

　現代の医療では特にチーム医療の重要性が強調される。すなわち，医師，看護師，管理栄養士，栄養士，薬剤師，臨床検査技師など，様々な専門性を持つ職種が一致協力し，患者さんの治療，ケアに当たるというものである。チーム医療の充実は，患者さんにとってQOLの向上など，良い効果をうむことが期待できる。そればかりでなく，膨大し続ける医療費の抑制にもつながると考えられる。

　食事療法・栄養療法は，健康の維持と増進，さらに疾病の予防と治療に大きな役割を持つ。治療の根幹をなすと言っても過言ではないだろう。この観点から，管理栄養士・栄養士がチーム医療の実践に積極的に参加することの意義は大きい。

　さて，医療を実践するに当たり，もっとも重要かつ基本的なことは，患者さんの病態を的確に把握し，それに応じて適正な治療方針を立てることである。管理栄養士・栄養士は，患者さんの栄養アセスメントを適切に行うことが極めて重要である。

　本書では，身体診察を介して，いかに栄養アセスメントを行うべきか，症状と身体徴候からのアプローチを解説した。特に食事療法や栄養療法が重要である病態や疾患を中心に，症状や身体徴候をどのように捉えて判断し，栄養アセスメントをどのように進めればよいかを記載した。さらに主要疾患の臨床症状や徴候についても解説した。

　臨床栄養の現場で活躍されている管理栄養士・栄養士の皆さん，また，管理栄養士・栄養士を目指して勉学に励まれる学生の皆さんにとって，栄養アセスメントの実際を修得するのに，ぜひとも本書を役立てていただきたいと願う。

　本書の出版には第一出版編集部のご尽力を頂いた。ここに深謝する。

2005年初冬　　　　　　　　　　　　　　　　　　　　　　　　　　　著者

CONTENTS

I 栄養アセスメントと身体診察の方法 ……… 1

1 栄養アセスメントの方法 ……2
- ①栄養状態 ………3
- ②栄養状態の把握 ………3
- ③栄養指標 ………4

2 身体診察の方法 ………7
- ①診察の進め方 ………7
- ②医療面接 ………9
- ③身体計測 ………13
- ④身体診察 ………19
- ⑤皮膚，口腔，毛髪，爪の診察※ ………22

II 症状からみた身体異常，疾病 ……… 25

- 1 全身倦怠感※ ………26
- 2 発熱 ………28
- 3 頭痛 ………31
- 4 めまい ………32
- 5 食欲不振 ………34
- 6 悪心・嘔吐 ………36
- 7 腹痛 ………38
- 8 嚥下困難 ………41
- 9 便秘 ………42
- 10 下痢 ………44
- 11 吐血・下血 ………46
- 12 呼吸困難・息切れ ………48
- 13 咳・痰 ………49
- 14 喀血・血痰 ………50
- 15 動悸 ………51
- 16 むくみ，浮腫 ………52
- 17 胸痛 ………54
- 18 関節痛 ………56
- 19 四肢痛 ………57
- 20 運動麻痺 ………58
- 21 歩行障害 ………60

※は中村丁次，それ以外は奈良信雄が執筆。

III 身体徴候からみた身体異常，疾病 ……………………61

- **22** 体重減少，るい痩……………62
- **23** 体重増加，肥満………………64
- **24** 低身長・高身長………………66
- **25** 脱水……………………………68
- **26** 意識障害………………………70
- **27** 感情障害………………………73
- **28** 痙攣……………………………74
- **29** チアノーゼ……………………75
- **30** ショック………………………76
- **31** 黄疸……………………………78
- **32** 高血圧…………………………80
- **33** 低血圧…………………………81
- **34** 不整脈…………………………82
- **35** 腫瘤……………………………84
- **36** 黄色腫…………………………85
- **37** アキレス腱肥厚………………85
- **38** 腹水……………………………86
- **39** 腹部膨満………………………87
- **40** 発疹……………………………88
- **41** 関節変形………………………90

コラム

- めまいと貧血 ……………………………………………33
- 便通は生活習慣のバロメータ …………………………43
- 下痢と便秘 ………………………………………………45
- エコノミークラス症候群 ………………………………55
- 身体が温かいのにショック？ …………………………77
- 糖尿病 diabetes mellitus の語源 ………………………94
- イヌイットには心臓病が少ないわけ …………………94
- ワルファリン発見物語 …………………………………113
- メタボリック・シンドロームの診断基準 ……………148
- 変わる病名 ………………………………………………157

IV 主要疾患の臨床症状，徴候 ………………………………95

- 42 糖尿病 …………………96
- 43 高脂血症 ………………98
- 44 高尿酸血症，痛風 ……100
- 45 ビタミン過剰症 ………101
- 46 ビタミン欠乏症 ………102
- 47 ミネラル過剰症 ………103
- 48 ミネラル欠乏症 ………104
- 49 高血圧症 ………………105
- ● 虚血性心疾患 …………108
- 50 狭心症 …………………108
- 51 心筋梗塞 ………………110
- 52 心臓弁膜症 ……………112
- 53 慢性心不全 ……………114
- ● 慢性閉塞性肺疾患 ……116
- 54 慢性気管支炎 …………116
- 55 肺気腫 …………………117
- 56 気管支喘息 ……………118
- 57 慢性腎不全 ……………120
- 58 慢性糸球体腎炎 ………122
- 59 ネフローゼ症候群 ……123
- 60 胃・十二指腸潰瘍 ……124
- 61 吸収不良症候群 ………126
- 62 PEM※ …………………128
- 63 マラスムス※ …………129
- ● 炎症性腸疾患 …………130
- 64 クローン病 ……………130
- 65 潰瘍性大腸炎 …………131
- 66 急性肝炎 ………………133
- 67 慢性肝炎 ………………135
- 68 肝硬変 …………………136
- 69 慢性膵炎 ………………139
- ● 貧血 ……………………140
- 70 鉄欠乏性貧血 …………140
- 71 巨赤芽球性貧血 ………142
- 72 再生不良性貧血 ………144
- 73 甲状腺機能亢進症 ……145
- 74 甲状腺機能低下症 ……147
- 75 クッシング症候群 ……149
- 76 全身性エリテマトーデス …150
- 77 関節リウマチ …………151
- 78 脳血管障害 ……………152
- 79 骨粗鬆症 ………………153
- 80 パーキンソン病 ………155
- 81 老年認知症（痴呆）……156

付表 臨床検査の基準値 ……………………………………158

I 栄養アセスメントと身体診察の方法

栄養管理や栄養療法は基本的な治療法である。これらの療法を適切に行うには患者の栄養状態を把握する栄養アセスメントが重要である。この章では栄養アセスメントの方法について概説する。

1 栄養アセスメントの方法

現代の医療は大きな転機を迎えている。

少子高齢化など社会構造の変貌，生活習慣病・悪性腫瘍・難治性疾患などの増加による疾病構造の変化，医学医療の高度の発展などを受け，従来の薬物療法や手術療法などによる根治療法を中心とした医療から，疾病の発生を予防する一次予防，在宅医療や緩和医療の推進など，患者の"生活の質（QOL）"向上を重視した医療へと変遷しつつある。加えて，社会経済の低迷，医療費の高騰を受け，医療費の削減が要望されている。こうした中で，医療における栄養管理，栄養療法の役割があらためて重要視されている。

栄養管理，栄養療法は，疾患を有するすべての患者において基本的な根幹となる医療行為である。生活習慣病をはじめとする疾病の予防，治療効果の向上，医療の合理化，栄養障害に伴う合併症の予防などに有用で，医療費の削減にも貢献する。この意味で，栄養管理の担う役割は大きく，その効果が大きく期待される。

栄養管理を適切かつ有効に行うには，患者の栄養状態を的確に評価する栄養アセスメント（栄養評価）が前提となる。すなわち，患者の栄養状態を適正に評価し，栄養障害の有無と程度に応じて適切な栄養管理法を選択し，かつ栄養療法の効果を判定することが重要である。

栄養アセスメントには，I-1のような項目があげられる。

①栄養障害の有無の判定　②栄養障害の程度の評価
③栄養療法の適応の決定　④適正な栄養管理法の選択
⑤栄養療法の効果の判定
⑥再評価による栄養管理法の修正ならびに適正化
⑦手術症例の予後の推定

＊I-1 栄養アセスメントの意義＊

1 栄養状態

栄養状態は,「生命活動を営むのに必要なエネルギーを産生する栄養素,及びそのエネルギーを活用するための代謝関連物質について,需要・供給・貯蔵状態を評価するための主観的ならびに客観的な総合的指標」と定義される。

栄養状態の形成にはI-2に示す物質などが関係し,これらの物質が不足もしくは過剰になると代謝のバランスが失われ,「栄養状態が不良である」と表現する。ただし,栄養素が不足して起きる状態を栄養不良とするのが一般的である。

> ①エネルギー基質(主として糖質,脂質,タンパク質)
> ②水分　　　　　③電解質
> ④ビタミン　　　⑤ミネラル
> ⑥①〜⑤を代謝・合成・貯蔵する身体構成組織
> ⑦代謝動態を制御するホルモン・サイトカインなど生体反応物質

＊I-2 栄養状態を形成する物質＊

2 栄養状態の把握

栄養状態を最も簡単に把握できる指標は,「体重の変化」である。

体重の変化については,長期間にわたって徐々に起きた小さな変動範囲ならば生命活動に支障を来すことは少なく,問題になることは多くない。しかし,たとえわずかな変化でも,体重の変化が短期間の間に急速に起こった場合には,栄養管理が必要になることが多い。

普段の体重に対する割合から体重減少率(%)を判定し,I-3に示すような場合に栄養管理の適応になる。

期間	有意の体重減少
1週間	1〜2%
1カ月	5%以上
3カ月	7.5%以上
6カ月	10%以上

＊I-3 栄養管理が必要な体重減少率＊

体重は栄養状態を的確に判定できる重要な指標ではあるが，体重の変化だけでは患者の栄養状態を正確に評価することはできない。生体は脂肪，骨格筋，内臓タンパク，血漿タンパク，細胞外組織，骨格など種々の構成成分から成り立っている（I-4）。このため，体重に変化がみられた場合，それがどの成分の変化によるものかを判断することが必要である。そこで，栄養状態をより詳細に評価するための指標が設けられている。

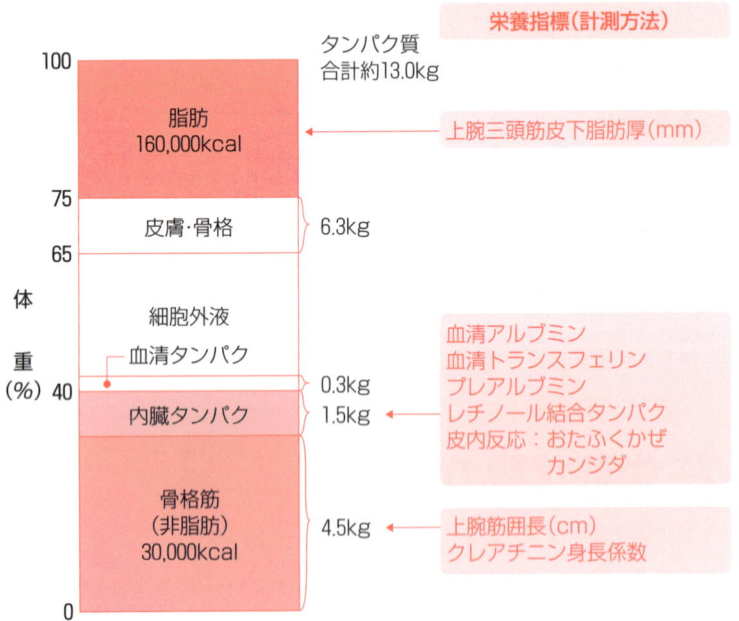

＊I-4 身体構成成分と栄養指標（Blackburnらより）＊

3 栄養指標

　栄養評価には，主観的評価法（主観的包括的評価法：SGA）と，客観的評価法とがある。主として客観的評価法が用いられ，栄養指標には静的栄養指標，動的栄養指標，総合的栄養指標がある。

① **静的栄養指標** 静的栄養指標には，身体計測指標，血液・生化学的指標，皮内反応がある（I-5）。これらは，短期間における栄養状態を評価することはできないが，代謝学的変化を誘導する種々の因子のわずかな変動には影響されない信頼性の高いもので，患者の全般的な栄養状態を定量的に評価するのに優れた重要な指標である。

身体計測指標	**身長・体重**：体重変化率，％平常時体重，身長体重比，％標準体重，BMI **皮厚**：上腕三頭筋部皮下脂肪厚（TSF） **筋囲**：上腕筋囲（AMC），上腕筋面積（AMA） **体脂肪率**
血液・生化学的指標	血清総タンパク，アルブミン，コレステロール，コリンエステラーゼ（ChE），クレアチニン身長係数（尿中クレアチニン），血中ビタミン・ミネラル，末梢血中総リンパ球数
皮内反応	遅延型皮膚過敏反応

I-5 静的栄養指標

② **動的栄養指標** 動的栄養指標には，血液・生化学的指標と間接熱量測定値がある（I-6）。これらは，短期間での代謝変動，及びリアルタイムでの代謝・栄養状態を評価するのに優れた指標である。ただし，種々の要因によって影響を受けやすく，変動幅も大きいことに十分な注意が必要である。

血液・生化学的指標	**短半減期タンパク**：トランスフェリン，レチノール結合タンパク，プレアルブミン，ヘパプラスチンテスト **タンパク代謝動態**：窒素平衡，尿中3－メチルヒスチジン **アミノ酸代謝動態**：アミノグラム，フィッシャー比（分岐鎖アミノ酸/芳香族アミノ酸），BTR（分岐鎖アミノ酸/チロシン）
間接熱量測定値	安静時エネルギー消費量（REE），呼吸商，糖利用率

I-6 動的栄養指標

③総合的栄養指標　栄養評価のためにはいくつかの指標がある。患者個々についてみると、各指標がすべて同じような判定結果を示すわけではなく、総合的な判断に苦慮することもある。特に栄養状態から手術の危険度を推定するには、総合的な判断が重要であり、そのために総合的栄養指標が考案されている（I-7）。

ただし、すべての手術に対して1つの指標で評価することは困難であり、個々の症例に適した数式を選択するのが望ましい。

①胃ガン患者に対する栄養学的手術危険指数（NRI[※1]）

数　式	$NRI = 10.7 \times Alb + 0.0039 \times TLC + 0.11 \times Zn - 0.044 \times Age$
略　語	Alb：血清アルブミン値（g/dL）、TLC：総リンパ球数（/mm^3）、Zn：血清亜鉛濃度（μg/dL）、Age：年齢
判定基準	NRI<55：高度の危険　NRI≧60：低度の危険
発表者	1982年、佐藤真らによって発表された。

[※1]【NRI】nutritional risk index の略。

②食道ガン患者に対する栄養評価指数（NAI[※2]）

数　式	$NAI = 2.64 \times AC + 0.6 \times PA + 3.7 \times RBP + 0.017 \times PPD - 53.8$
略　語	AC：上腕周囲長（cm）、PA：血清プレアルブミン値（mg/dL）、RBP：血清レチノール結合タンパク（mg/dL）、PPD：ツベルクリン皮膚反応（mm^2）
判定基準	NAI≧60：良好　60＞NAI≧40：中等度　NAI＜40：不良
発表者	1983年、岩佐正人らによって発表された。

[※2]【NAI】nutritional assessment index の略。

③StageⅣ消化器ガン患者及びStageⅤ大腸ガン患者における予後推定栄養指数（PNI[※3]）

数　式	$PNI = 10 \times Alb + 0.005 \times TLC$
略　語	Alb：血清アルブミン値（g/dL）、TLC：総リンパ球数（/mm^3）
判定基準	PNI≦40：切除、吻合禁忌
発表者	1984年、小野寺時夫らによって発表された。

[※3]【PNI】prognostic nutritional index の略。

④肝障害合併例に対するPNIS[※4]

数　式	$PNIS = -0.147 \times$体重減少率$+ 0.046 \times$体重身長比$+ 0.010 \times TSF + 0.015 \times$ヘパプラスチンテスト
略　語	TSF：上腕三頭筋部皮下脂肪厚（mm）
判定基準	PNIS≧10：合併症なし　5≦PNIS＜10：移行帯　PNIS＜5：合併症あり
発表者	1986年、東口髙志らによって発表された。

[※4]【PNIS】prognostic nutritional index for surgery の略。

＊I-7 総合的栄養指標＊

2 身体診察の方法

栄養アセスメントのうちでも，最も基本かつ重要なのが，身体診察である。患者の栄養状態を把握するのにはもちろん，病態ならびに疾患を正しく把握するのにも大切である。

患者の状態を把握するためには，まず医療面接を行って患者の自覚症状を確認する。ついで身体計測及び身体診察によって栄養状態を含め，全身状態を客観的に確認する。

1 診察の進め方

病気に罹ると，患者は健康時には感じない精神的または肉体的な違和感を感じるようになる。これを症状，もしくは自覚症状（symptom）という。

たとえば，頭が痛い，疲れがとれない，食欲がない，お腹が痛い，めまいがする，まっすぐに歩けない，などの訴えである。症状のうち，患者にとって最も重要なものを特に主訴という（I-8）。医療を求めて患者が医療機関を訪れるきっかけになるものである。主訴及び個々の症状は，医療面接によって確認する。

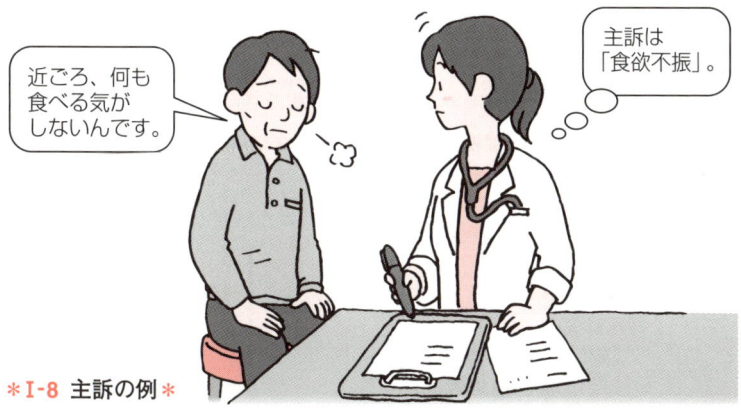

＊I-8 主訴の例＊

また，病気になると，症状のほかにも，他人が見ても分かるような客観的な変化が現れることもある。たとえば，皮膚に発疹がある，肘関節が腫れている，口腔内に腫瘤がある，血圧が高い，出血している，などといった所見である。これらを徴候または他覚的所見（sign）という（I-9）。他覚的所見は身体診察によって確認する。

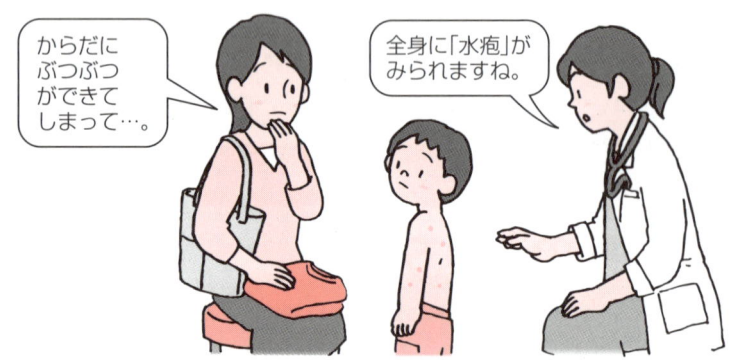

I-9 他覚的所見の例

　疾患を正しく診断するには，自覚症状や他覚的所見を参考とし，さらに血液・生化学検査などの臨床検査の結果を適宜組み合わせて，総合的に判断する。すなわち，医療面接，身体診察，臨床検査を通して，診断（diagnosis）が行われる。これら一連の医療行為を診察といい（I-10），患者を健康状態に復帰させるための基本的行為である。

　全身状態が把握され，疾患の診断が下されると，栄養療法をはじめ，疾患に応じた適切な治療が開始される。治療が開始された後は，治療効果が出ているのか，副作用や合併症が出ていないか，といったことに注意しつつ経過が観察される。

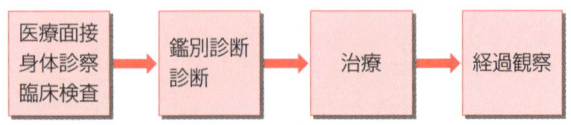

I-10 診察の進め方

診察で得た所見や，治療経過は客観的に正しく評価し，そのつど診療録（カルテ，チャート）に正確に記録しておく。患者の症状や他覚的な所見は，時間の経過とともに，あるいは治療の影響などを受けて，刻々と変化する。それらの変化を的確に把握し，治療の指針にする必要がある。このため，診療録には，要領よく正しく記録しておくことが重要である。そして，後で見ても，また他の医療従事者が見ても，十分に理解できるよう，簡潔に分かりやすく記載しておく。

2 医療面接（medical interview）

　医療面接とは，患者の訴える自覚症状や，その背景を確認し，患者の全身状態を把握して疾患の診断に導く基本的な医療行為である。

　医療面接は，かつては問診と呼ばれた。これは，医療従事者が患者に「問いかけて診察する」という観点からであった。しかし，患者と医療従事者は対等であり，患者から自主的に話ができる雰囲気を作ることが重要であり，今日では医療面接と表現される。

　医療面接で最初に確認すべき事項が病歴である。病歴とは，疾患を中心にした，個々の患者の歴史である。患者が現在かかえている疾患だけでなく，それに影響を与えていると考えられる背景すべてを指す。その内容は，患者像，主訴，現病歴，既往歴，家族歴，社会歴などを含む。これらを，患者に尋ねて確認する。

①患者像（patient profile）

　氏名・生年月日（年齢）・性別・住所・職業など，患者個人に関する情報をいい，医療面接では患者像をまず確認する。同姓同名による誤認を防ぐためにも，できるだけ詳細な情報を聞いておく。

②主訴（chief complaint）

　主訴とは，患者が訴える自覚症状の中で最も主要なもので，治療を求めて医療機関を訪ねてくることになった直接の動機をいう。医療従事者の問いかけに対する患者の最初の返答が主訴であることが多い。

たとえば,「どうなさいましたか？」という問いかけに対して,「食欲がまるでない」「頭が痛い」「下痢が続いて止まらない」「体重がこのところ急激に減ってきた」などといったものである。

　診療録へは,患者の表現を適切な症状名に表現し直して記載する。たとえば,「食欲がない」を「食欲不振(appetite loss)」,「頭が痛い」というのを「頭痛(headache)」というように表現する(**I-11**)。

　主訴を適切な医学用語に当てはめにくい場合には,患者自身の表現,あるいはそれになるたけ近い表現で記載してよい。むしろ患者自身の言葉そのものを記載することが最近では推奨されている。

身体部位	主　訴
全身	高身長, 低身長, 体重増加, 体重減少, 肥満, やせ, 全身倦怠感, 易疲労感, 発熱, 悪寒戦慄, 不眠, 全身浮腫, 盗汗, 貧血, リンパ節腫脹
皮膚, 毛髪	皮膚瘙痒, チアノーゼ, 発疹, 脱毛, 出血傾向
頭部	頭痛, めまい, 失神, 失神発作, 意識障害
顔面	顔面浮腫, 顔面紅潮, 顔面蒼白
眼, 耳, 鼻, 口	視力低下, 複視, 視野障害, 耳鳴り, 聴力低下, 鼻出血, 歯肉出血, 咽頭痛
頸項部	前頸部腫脹, 側頸部腫脹, 項部強直感, 頸部疼痛
胸部	呼吸困難, 胸痛, 前胸部痛, 動悸, 喘鳴, 咳, 痰, 血痰
腹部	食欲不振, 腹痛, 悪心・嘔吐, 吐血, 下痢, 便秘
泌尿器	多尿, 乏尿, 無尿, 頻尿, 血尿, 膿尿
精神・神経系	意欲低下, 不安感, 不穏感, 歩行障害, 言語障害, 運動麻痺, 知覚障害, 筋力低下, 痙攣
四肢	関節痛, 関節腫脹, 下肢浮腫
その他	精査希望

＊**I-11 主な主訴**＊

③現病歴（present illness）

現病歴とは，患者の訴える症状が，いつから，どのように発生し，現在までどういう経過をたどってきたかを指す。すなわち，発病の日時，様式，持続期間，経過などである（I-12）。発病の日時は，何月何日何時と特定できることもあるが，何ヶ月前ごろからとか，何年前ごろからとか，明確でないことも少なくない。突如として発病したのか，徐々に起きてきたのか，発病の前に何らかの前兆はなかったかを聞くことも重要である。疾病によって，発病のしかたに特徴があるからである。

発病してから受診までの経過における症状の推移についても詳しく聴取する。症状が次第に増悪してきたのか，消長しているのか，軽快しているのか，あるいは主症状以外に随伴する症状は出現していないかなどを確認する。

- 発病の日時と様式
- 症状の持続期間
- 症状の存在する部位
- 症状の内容と変遷
- 随伴する症状
- 全身状態　● 治療による影響

＊I-12 現病歴で確認する要点＊

④既往歴（past history）

既往歴とは，出生してから現在に至るまでの患者の健康状態，罹患した疾患などについての情報をいう。

過去の疾患や処置が原因となって疾病が発病することもある。たとえば，幼児期に罹ったリウマチ熱が心臓弁膜症の原因になったり，扁桃炎後に腎炎に罹ったり，輸血後にB型もしくはC型肝炎になるなどがある。

具体的には，出生時の状況，幼児期の健康状態，ツベルクリン反応，BCG接種の有無，予防接種・輸血の有無，過去に罹患した疾患・外傷などについて尋ねる（I-13）。女性では，月経・妊娠・分娩・流産などについても聴取する。また，タバコ・アルコールなど嗜好品，常用薬の有無，あるいはアレルギーの有無と内容についても確認する。

- 全般的健康状態
- 出生時の状況
- 幼児期の主な疾患
- 成人期以降の主な疾患
- 外傷，手術，輸血の有無
- アレルギー，ワクチン接種の有無と内容
- 薬物使用の状態
- 嗜好品（タバコ，アルコール）
- 女性（月経，妊娠，分娩歴）

＊I-13 既往歴で確認する要点＊

⑤家族歴（family history）

家族歴とは，祖父母，両親，同胞，配偶者，子どもなどを中心に，健康状態，罹患した疾患，死亡時の年齢，死因などを聞く。そして，家系図として表記する（I-14）。

家系内に多発しやすい疾患には，血友病などの遺伝性疾患をはじめとして，体質や同じ生活環境（食習慣など）のために家族内に発症しやすい疾患，家族内で感染しやすい疾患などがある。特に，高血圧症，糖尿病，脳血管障害，代謝疾患，アレルギー性疾患，精神・神経疾患，内分泌疾患，悪性腫瘍，奇形などに注意する。たとえば，高血圧症が多く認められる家系では，遺伝性要因だけでなく，日常の食塩摂取過剰が原因であったりする。

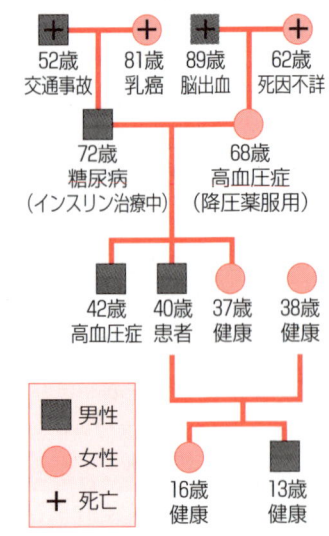

＊I-14 家系図の例＊
40歳の患者を中心とした家族歴（家系内に高血圧症，糖尿病の患者がいる）

⑥社会歴（social history）

社会歴は，患者を取り巻く生活環境や職業などの変遷を示すものである。

まず現在までの住所や，海外渡航の経験について聞いておく。公害による環境汚染や，風土に応じた特有な寄生虫症などが，疾病の発生に直接あるいは間接的に関係していることがある。

職業は，仕事内容と従事した期間を聞く。重労働による腰痛症，手先作業による頸腕症候群など，仕事の内容そのもの，あるいは職場環境が疾病発生の因果関係となっていることがある。

生活環境は，家族構成，住宅環境，日常の習慣，趣味，経済状況などについて聞く。家庭内の問題や経済状況をめぐる精神的ストレスなどが，疾病と関連することもある。心配事とか不満の有無についても確認する。

3 身体計測

栄養指標のなかでも患者の静的栄養状態を定量的に測定する指標として，特に重要である。身体計測では，身長，体重，ウエスト・ヒップ比，皮下脂肪厚，筋囲，体脂肪率を計測する(p.5，I-5)。

①身長・体重

身長と体重を測定し，体格指数（肥満指数 body mass index：BMI），％理想体重，身長体重比，％平常時体重，体重減少率を算定する。

- BMI：BMIは次式で計算する。BMIは体脂肪量と相関し，BMIが22の場合に高脂血症，糖尿病，高血圧症，高尿酸血症など生活習慣病に最も罹患しにくく，理想値とされる（I-15）。肥満度の指標にされ，25以上が肥満であると判定される（I-16）。また，18.5未満は低体重であり，低栄養に注意が必要である。

$$BMI＝体重(kg)÷身長(m)÷身長(m)$$

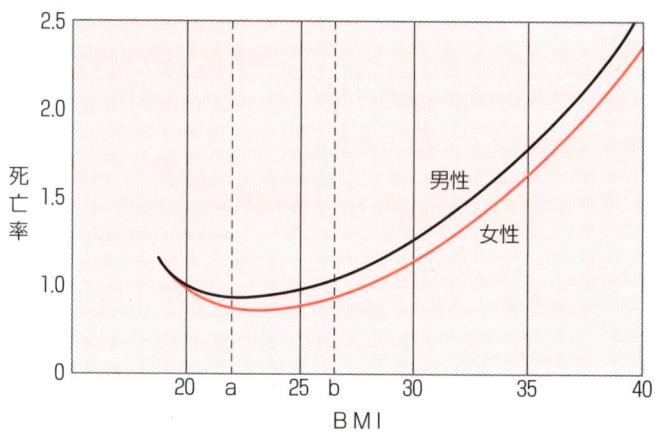

＊I-15 BMIと死亡数及び有病率の関係＊
BMIがaよりも低くなると消化器疾患・呼吸器疾患に，bよりも高くなると心臓血管疾患・胆石・糖尿病に罹患しやすくなる。BMIが22の場合，疾患に罹患しにくくなり，死亡率が低下する。

- %理想体重（% ideal body weight：%IBW）：%理想体重は身長・体重比（weight for height：WT/HT）ともいい、同一身長における理想体重（標準体重）に対する測定値の比である。正常は90〜110%で、80%未満は体重減少、120%以上は肥満と考えられる。80〜90%は体重の減少傾向があり、軽度に筋タンパクの消耗があると考えられる。70〜80%は中等度、70%未満は高度の筋タンパク消耗状態にある。110〜120%は肥満傾向と判定される。

BMI	判定
18.5>	低体重
18.5≦〜<25	普通体重
25≦〜<30	肥満（1度）
30≦〜<35	肥満（2度）
35≦〜<40	肥満（3度）
40≦	肥満（4度）

＊I-16 BMIによる肥満分類＊

%理想体重 ＝測定体重(kg)／理想体重(kg)×100
理想体重(kg)＝{身長(m)^2}×22※
※BMI＝22を用いている。

- %平常時体重（% usual body weight：%UBW）：%平常時体重とは、現在の体重を平常時の体重に対する比で、栄養状態やエネルギー摂取状態の観察に有用である。75%未満では高度、75〜85%は中等度、85〜96%は軽度の低栄養状態にあると判定される。

%平常時体重＝現在の体重(kg)÷平常時体重(kg)×100

- 体重減少率（% loss of body weight）：体重減少率はエネルギー不足を推定することができる。1週間に2%以上、1カ月に5%以上になると高度の低栄養といえ、BMIと組み合わせて評価するとよい（p.3、I-3）。BMIが18未満で、体重減少率が1ヶ月に5%以上であれば、エネルギー不足と判定でき、25〜30kcal/kgの補給が必要になる。特に、同じ体重減少量でも、短期間に起こった減少ほど、重要である。

体重減少率(%)＝(平常時体重(kg)−現在の体重(kg))÷平常時体重(kg)×100

②ウエスト・ヒップ比（waist/hip ratio：W/H）

ウエスト・ヒップ比とは，身体計測から内臓脂肪量を推測する指標の1つで，ウエスト長をヒップ長で割った比率である。肥満の人で，W／H比が男性で0.9以上，女性で0.8以上の場合には内臓脂肪型肥満，0.7以下の場合には皮下脂肪型肥満の可能性が高い。

内臓脂肪型肥満は，ウエスト中心に上半身に脂肪が蓄積した上半身肥満で，いわゆるリンゴ型肥満と呼ばれる。種々の代謝・内分泌疾患，高血圧，脳血管障害，虚血性心疾患などとも関連が深いとされ，「悪性肥満」と称される。体重が正常であっても内臓脂肪量が増加するにつれて動脈硬化性疾患を合併しやすく，「内臓脂肪症候群」という病態としてとらえられている。なお，最近ではヒップの測定誤差が大きいことや，ウエスト周囲長が種々の代謝・内分泌疾患の発症に関与することから，ウエスト周囲長のみで判定することがすすめられている。男性で85cm以上，女性で90cm以上の場合，内臓脂肪型肥満の可能性が高い。また，皮下脂肪型肥満は，ヒップや大腿などの下半身に脂肪が蓄積しやすく，女性に多い。

> **ウエスト・ヒップ比＝ウエスト長(cm)÷ヒップ長(cm)**

③皮下脂肪厚

皮下脂肪は体脂肪の多くを貯蔵することから，体脂肪（皮下脂肪蓄積量）を評価するために皮下脂肪厚が計測される。皮下脂肪厚は，上腕二頭筋部，上腕三頭筋部，肩甲骨下部，胸部（中腋窩線上），臍横部，腸骨稜部，大腿前中央部，腓腹筋部などで測定される（I-17）。

通常は上腕三頭筋部皮下脂肪厚（triceps skinfold thickness：TSF）もしくは肩甲骨下部皮下脂肪厚（subscapular skinfold thickness：SSF）を，キャリパーを用いて計測する。計測値としては，両者の単独値あるいは両者の和が用いられ，TSFを用いて計算する総合的栄養指標がある（p.6，I-7④）。

TSFは，通常は利き腕の反対側の上腕の中点（肩峰と尺骨肘頭との距離の中間）の背側で2cm上方の三頭筋部の皮膚と皮下脂肪をつまみ上げ，キャリパーで3回測定し，平均をとる（I-19ⓑ）。

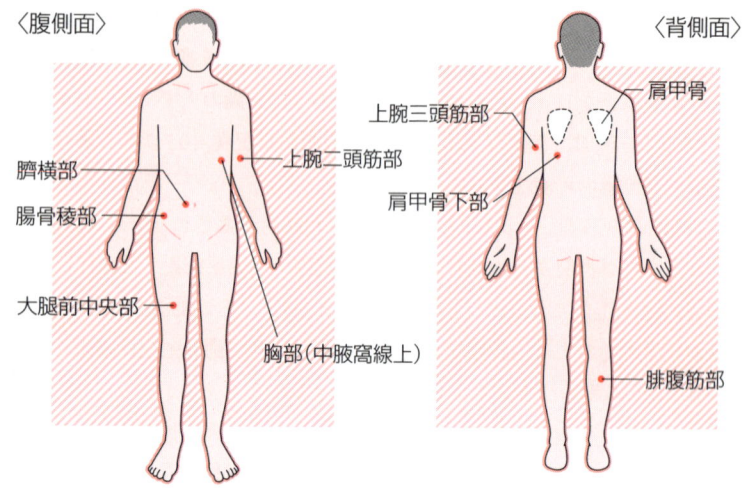

＊I-17 皮下脂肪厚の代表的な測定部位＊

　身体計測の基準値としては，従来は金ら（1982）の基準値が用いられてきたが，食生活や生活環境の変化を受けて新たに日本栄養アセスメント研究会（JARD）による基準値が用いられる（I-18）。この基準値に対する患者の測定値の比を算出し，脂肪の消耗状態や肥満度を判定する。%TSFが80〜90%では軽度，60〜80%では中等度，60%以下は高度の体脂肪消耗状態にあると判定される。

		新基準値（JARD 2001）	旧基準値（金ら，1982）
男　性	TSF(mm)	11.36±5.42	8.26±2.91
	AC(cm)	27.23±2.98	27.41±2.34
	AMC(cm)	23.67±2.76	24.82±1.91
女　性	TSF(mm)	16.07±7.21	15.34±4.25
	AC(cm)	25.28±3.05	25.76±2.64
	AMC(cm)	20.25±2.56	20.95±1.84

＊I-18 新旧身体計測基準値の比較＊
JARDはJapanese Anthropometric Referenceの略。
TSFは上腕三頭筋部皮下脂肪厚，ACは上腕周囲長，AMCは上腕筋囲長を示している。

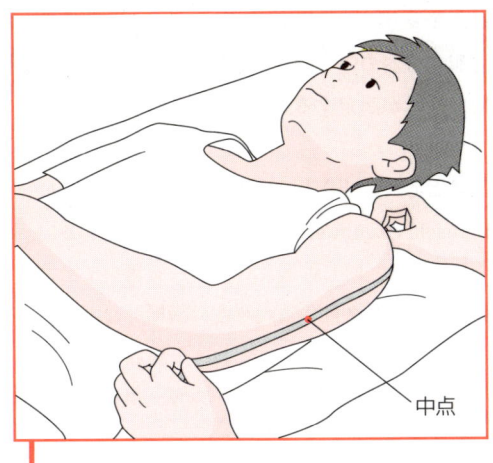

ⓐ肩峰と尺骨肘頭の中点の測定
①利き腕でないほうの腕を内側に屈折させる。
②メジャーで，肩峰と尺骨肘頭の長さを測定し，その中点に印をつける。

中点

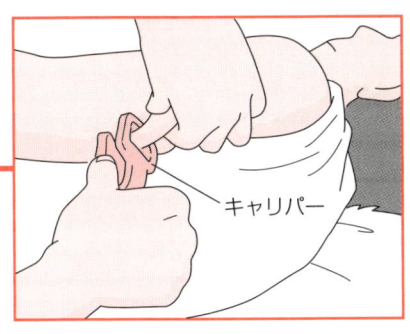

ⓑ上腕三頭筋部皮下脂肪厚（TSF）
①中点より2cm上の腕の背側の皮膚をつまみ，脂肪部分を離す。
②脂肪部分をキャリパーで3回計測し，平均をとる。

キャリパー

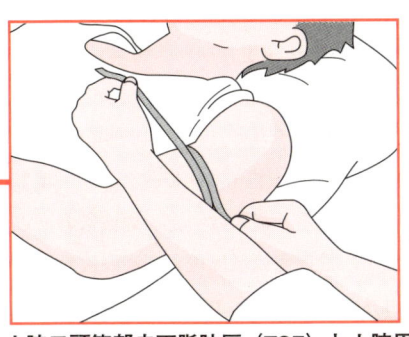

ⓒ上腕周囲長（AC）
①中点の周囲をメジャーで計測する。
②3回計測し，平均をとる。

＊Ⅰ-19 上腕三頭筋部皮下脂肪厚（TSF）と上腕周囲長（AC）の測定＊

なお，皮下脂肪厚の測定は，キャリパーの当て方や皮膚のつまみ具合によって誤差が大きい。すなわち測定機器の違いや測定者によって計測値に誤差を生じやすく，同一機器で同じ検者が測定することが望ましい。

④筋囲

筋タンパク量を反映する指標として，上腕周囲長（arm circumference：AC）及び上腕筋囲長（arm muscle circumference：AMC）を測定する。

上腕周囲長（AC）は，TSFの測定と同じ位置でメジャーを用いて計測する（I-19ⓒ）。AC及びAMCは筋タンパク量の消耗程度の指標となり，総合的栄養指標を計算する指標になる（p.6, I-7②）。なお，上腕周囲長は筋タンパクだけでなく皮下脂肪の要素も含まれるので，エネルギー摂取を反映する。上腕筋囲は次式で計算して求める。πは3.14である。

> 上腕筋囲長(cm)＝上腕周囲長(cm)－π×上腕三頭筋部皮下脂肪厚(cm)

AMCの判定にも，I-18に示した基準値から比を求めて行う。％AMCが80～90％であれば軽度，60～80％は中等度，60％以下の場合には高度の筋タンパクの消耗状態にあると判定される。

⑤体脂肪率

体脂肪率は体に占める脂肪の割合をいい，次式で表される。

> 体脂肪率(％)　＝体脂肪量(kg)÷体重(kg)×100

体脂肪率の測定は，通常は体内に微弱な電流を通して体の電気抵抗を測定し，脂肪の割合を導き出すBIA法（生体インピーダンス測定法：bioelectrical impedance analysis）で行われる。これは，筋肉など除脂肪組織は脂肪組織よりも電気伝導性がよくて電気抵抗が小さく，一方，脂肪は電気伝導性に劣り電気抵抗が大きいという特徴を利用して，インピーダンス（電気抵抗）を用いて体脂肪量を測定するものである。従来は一定の周波数の交流電流を用いる単周波数分析法が行われたが，最近では低周波から高周波数までの交電流を用いる多周波分析法が使用され，精度が向上している。

BIA法では，体脂肪量だけでなく，筋肉量や骨量，体水分量，ウエスト・

ヒップ比，AMC，BMIなどが同時に簡便に測定できる長所があり，かつ検者による測定誤差も少ない。ただし，測定時間，食事，排尿，排便，入浴などの条件や，脱水や浮腫などの影響を受けやすい欠点がある。このため，できるだけ一定の条件下で測定するようにする。

体脂肪率は成人男性では15～20％が正常で，25％以上が肥満，成人女性では20～25％が正常で，30％以上が肥満と判定される。

4 身体診察 (physical examination)

医療面接，身体計測に次いで，身体診察に移る。身体診察※は患者の全身状態を把握し，病態ならびに疾患を診断するのに重要である。身体診察は主として医師が行うものであるが，視診や触診は栄養士も行う場合がある。打診と聴診は簡単に紹介する程度にとどめる。

身体診察は外来では患者が診察室に入室してきた時点から，入院患者では病室に医療従事者が入室した時点から観察を始める。まず患者の表情，歩行，動作などに眼を配り，医療面接や身体計測をしている合間にも，顔貌，表情，精神状態，言語障害の有無などについてそれとはなく注意を払う。

① 身体診察の進め方

身体診察は，患者の病態を把握する上で，最も基本的な医療行為である。全身をくまなく観察し，見落としをしないように，系統立てて一定の順序で行う。通常は，まずバイタルサイン（生命徴候）と全身状態を観察し，次いで頭頸部から観察を始め，胸部，腹部，四肢，そして神経系の診察へと順次進める。

身体診察の基本的な方法には，視診，触診，打診，聴診，神経学的診察がある。これらの診察を通じて確認された他覚的所見あるいは身体所見を現症（present status）という。

※【身体診察】 身体診察もかつては理学的検査と呼ばれた。これは英語のphysicalを物理学的と誤訳されたことに原因があり，真の意味は肉体を意味するので，身体診察というのが正しい。

全身状態（general status）			
外観	身長，体重，体温，顔貌，体格，栄養，姿勢，体位，異常運動の有無	皮膚	色調，湿潤度，弾力性，発汗，毛髪，爪，色素沈着，発疹，瘢痕，浮腫，静脈怒張，出血
精神状態	意識，感情，見当識，知能，協調性		

局所状態（special status）			
頭部	大きさ，形，頭髪，異常運動	腹部	皮膚，形状，周囲，静脈拡張，蠕動，圧痛，筋緊張，抵抗，腫瘤，拍動，肝臓，脾臓，腎臓，膀胱，打診音，波動，体位音響変換，鼠径部リンパ節，ヘルニア
顔面	顔貌，形，色調，異常運動		
眼	眉毛，眼瞼，眼球（位置と運動），眼瞼結膜，眼球結膜，角膜，瞳孔（大きさ，形，左右差，対光反射，調節反射），水晶体，視力，視野，眼底	背部	脊柱の変形，叩打痛
		四肢	肢位，形，大きさ，皮膚，筋肉，血管，リンパ管，骨，関節，運動
耳	形，聴力，分泌物		
鼻	形，嗅覚，分泌物，鼻出血	性器	陰毛，男性性器，女性性器
		肛門,直腸	痔核，出血，直腸指診
口	口臭，唾液分泌，口唇，舌，歯，口腔粘膜，歯肉，軟口蓋，咽頭，扁桃，嚥下作用	神経系	髄膜刺激症状（項部強直，ケルニッヒ徴候）脳神経系（Ⅰ〜Ⅻ）運動系（体位，姿勢，歩行，随意運動，不随意運動，共同運動，筋肉）言語及び関連機能（言語障害，失行症）知覚系（表在知覚，深部知覚，複合知覚）反射(皮膚反射,粘膜反射,腱及び骨膜反射,病的反射)自律神経系(血管運動障害，分泌障害，栄養障害，膀胱直腸障害，性機能障害)
頸部	リンパ節，唾液腺，甲状腺，気管，静脈拡張，こま音※，異常拍動		
腋窩	皮膚，腋毛，リンパ節		
胸部	皮膚,形状，呼吸運動，乳房，心血管（脈拍，心尖拍動，心濁音界，心音，心雑音，心膜摩擦音，血圧）肺（肺肝境界，打診音，呼吸音，副雑音，摩擦音，声音振盪，声音聴診）		

＊Ⅰ-20 主な現症の項目＊
※【こま音】静脈に生じる連続性雑音。静脈血流の増大などで起こる。

現症は身体診察を通じて得られた所見を正確に，詳細に，しかも要領よく診療録に記載する（**I-20**）。症状や所見は変化するので，経過に伴う変化は図示しておくと分かりやすい。また，皮疹や腫瘤などは写真に撮影しておくと，経過を追う上で参考になる。

②視診（inspection）

患者の外形や外観を眼で観察して所見をとる診察法を視診という。身体診察のうちでも，最も基本的で，かつ簡単に行える。それでいて，注意深い視診は診断を行う上できわめて有意義な情報を提供してくれる。

たとえば，胸痛を主訴とした患者の胸背部に発赤や水疱を一側性に帯状に認めた場合には帯状疱疹（帯状ヘルペス）が示唆される。全身倦怠感や食欲不振を訴える患者の皮膚や眼球結膜が黄染していれば，肝・胆道疾患による黄疸が考えられる。

視診では，まず体格，表情，身だしなみ，歩行などの動作を観察する。次いで全身を観察し，頭から顔，頸，胸，腹，四肢へと各部位の視診に移る。所見を見落とさないためには，常に一定の順序で系統立てて視診を行うとよい。そして，患者が訴える症状のある局所について，特に入念に視診を行う。

③触診（palpation）

触診とは，患者の身体各部に手指を触れて診察する方法をいう。

皮膚や皮下組織などの体表部分，内部臓器，筋肉，骨，関節などが触診できる。触診では，患者が異常感を訴える局所，及び視診によって異常と判断した部位の性状を調べることに意義がある。手のひら，指先，片手，両手など，医療従事者の手を最大限に利用して局所に触れ，その性状や異常の有無を把握する。局所の熱感，緊張，抵抗，弛緩，圧痛，知覚過敏などを，指先の感覚としてとらえるようにする。

④打診（percussion）

身体のある部位を，指もしくは簡単な器具で叩き，そのときに発生する音の性質を聴き分けて，その部位の性状を判断する診察法である。右利きの検者の場合，左第Ⅲ指を局所にあて，その上を右第Ⅲ指で叩いて打診する。

肺や胃腸管など空気が存在する臓器と，心臓や肝臓など空気含有の少ない

実質臓器が混在している部位での診察に意義が深い。打診音の変化を聴き分けることが比較的簡単にできるので，臓器に起きた微妙な変化を判断できるからである。特に，胸部と腹部の診察に有用である。

⑤聴診（auscultation）

身体内部では，呼吸運動に伴う空気の出入り，心臓の拍動，あるいは腸管の蠕動などによって音が発生している。病変が起きると，自然に発する音の性質に変化が生じたり，通常では聴かれないような音が発生したりする。このように身体内部で発生する音を聴いて診察する方法が聴診である。

聴診は，特に肺，心臓，腹部臓器，血管の病変の診断に重要である。聴診の方法には，患者の体表に診察者が耳を当てて聴診する直接法と，聴診器を使って聴診する間接法とがある。緊急時を除けば，間接法で聴診するのが一般的である。

⑥神経学的診察（neurological examination）

神経系疾患を診断する上で，重要な診察法である。

神経学的診察では，精神状態の観察，髄膜刺激症状の有無，脳神経系の検査，運動系の検査，言語ならびに関連機能，知覚系の検査，反射，自律神経系に分けて系統的に行われる。

5 皮膚，口腔，毛髪，爪の診察

人体は栄養素の組み合わせによって形成されているために，身体徴候の注意深い観察は，栄養状態の評価に参考になる。特に，観察しやすく，栄養状態の変化があらわれやすい器官として皮膚，口腔，毛髪，爪などがある。これらは，疾患や栄養状態の悪化による徴候として変化するために，これらを観察することにより，病気の進展と栄養の過不足を評価することができる。

①皮膚

栄養状態が良好な皮膚は良好な色調があり，なめらかで軽度な湿潤がある。
・**乾燥**：脱水，ビタミンA欠乏症，壊血病などの栄養疾患，さらに糖尿病，慢性腎不全，甲状腺機能低下症でみられる。

- 湿潤：甲状腺機能亢進症でみられる。
- 蒼白：貧血により皮膚の血管内血色素量が減少することにより出現する。
- 色素沈着：外界との接触部分や衣服が当たる部分，しわの部分によくみられる。ビタミンC欠乏症などの栄養疾患，さらに糖尿病，肝硬変，がん悪液質などにもみられる。
- 黄染：柑橘類，黄色野菜の多量摂取による高カロテン血症や肝硬変，胆道疾患，溶血性貧血による黄疸に皮膚の黄染がみられる。黄疸は血清ビリルビン値が2.0mg/dL以上になると出現する。なお，高カロテン血症では，眼球結膜の黄染がみられないことから黄疸と区別ができる。
- 湿疹：食物アレルギーやリボフラビン欠乏症でみられる。
- 皮膚炎：亜鉛欠乏症において，口，肛門，褥瘡周辺にみられる。
- 赤褐色紅斑：ニコチン酸欠乏によるペラグラでは，日光に暴露される部分にみられる。肝硬変では手掌紅斑が，頸部から前胸部にクモ状血管腫がみられる。
- 黄色腫：脂肪の沈着により皮膚に黄色味の盛り上がりができる。高脂血症においてみられる。
- 肥厚：ビタミンAやビタミンCの欠乏症では，角化のために皮膚が乾燥して厚くなる。
- 褥瘡：長期臥床の場合，仙骨部に起きやすく，発赤に始まり，水疱形成，さらに潰瘍形成を来す。一般に「床ずれ」といわれる。長期間の臥床のために体重による持続的圧力により虚血性変化が起こることが原因であるが，低栄養状態を放置すると増悪しやすく治癒が困難となる。褥瘡の予防や治療には，栄養状態全般をよくすることが必要で，特にエネルギー，タンパク質，亜鉛は十分補給するようにする。

②口腔

- 口唇：口唇には多量に血液が供給されるため，貧血の場合，口唇の色調が赤みを失う。リボフラビン欠乏症では，口角部に亀裂を生じ口内炎が起こり，ニコチン酸欠乏によるペラグラでは，口唇の腫脹，発赤，口内炎がみられる。

- 口腔粘膜：栄養状態が良行な場合，赤色を帯びたピンク色をしているが，貧血の場合，色調が全体的に赤みを失う。
- 歯肉：貧血では赤みを失い，ビタミンC欠乏症では歯肉がやや肥大し，やわらかく海綿状となり，圧痛があり，歯が抜けやすくなる。
- 舌：健康で栄養状態がよい舌は，やや赤味を帯び湿潤し，表面には舌乳頭がありザラザラした感じがある。脱水症になると乾燥してくる。ビタミンB_{12}や葉酸の欠乏による巨赤芽球性貧血では，舌の赤みが失われ，舌乳頭が萎縮して表面が平滑となる。リボフラビン欠乏では舌が紫がかった独特の色となり，しばしば深い亀裂が生じる。ペラグラでは，舌が発赤し，乾燥してピリピリした知覚異常を訴える。

③毛髪

老化現象の1つとして脱毛や白髪が起こるが，栄養不良によっても年齢不相応に出現する。

- 脱毛：悪性貧血，ビタミンA過剰症，さらに抗ガン薬や免疫抑制薬を使用中に生じる。タンパク質が欠乏するクワシオコールやマラスムスでは，タンパク質の合成低下により脱毛が起こる。
- 白髪・退色：悪性貧血では，脱毛とともに白髪も起こる。タンパク質欠乏では毛髪の退色により赤色化がみられる。

④爪

健康な爪は，ピンク色で爪と爪床との間に半月状の境界線が明らかに見える。一般に栄養状態が不良になると，爪の縦に亀裂が生じやすくなる。タンパク質の摂取不足やネフローゼ症候群などで低アルブミン血症が起こると，爪の横に帯状の白線がみられる。鉄欠乏性貧血では，薄く弱くなり，高度になるとスプーン状になる（p.141，Ⅳ-26）。

II

症状からみた
身体異常，疾病

栄養アセスメントを行うにあたり，患者の訴える症状を聞き取り，それに基づいて身体異常なり疾病を把握しておくことは重要である。この章では，主な症状を取り上げ，その特徴，考えるべき疾病について解説する。

1 全身倦怠感 （ぜんしんけんたいかん） 英文 general fatigue

概念

全身倦怠感とは，いわゆる「だるい，疲れた」と感じることであり，身体的，精神的に感じる自覚症状で，一般的には疲労感と同意語として使われる。過度の肉体労働や精神労働を行えば，当然疲労感は起こり，一般には休養すれば解消する。しかし，容易に疲労感が起きたり，休養を取っても疲労感が解消しないことがあり，このような場合は病的な疲労感あるいは倦怠感がある，ということができる。問題になるのはこのように病的な疲労感，倦怠感が生じた場合である。

病態生理

病的な疲労感には，肉体的疲労感と精神的疲労感があり，過度な肉体活動や精神活動により，その回復機能が低下した場合に発症する。肉体の機能低下は筋肉が活動する過程で，乳酸やその他の中間代謝産物が蓄積して筋肉の収縮が異常に低下することに起因する。一方，精神的疲労感は，精神的な緊張が長時間に及んだ場合に発生し，過度な場合には無気力状態になる。

一般的には特定な器質的疾患や障害があって病的疲労感が生じる（Ⅱ-1）。また，肉体活動や精神活動にエネルギーや各種栄養素が関与するために，栄養素の過不足は疲労回復の機能に影響を及ぼす。したがって，栄養状態が悪ければ，全身の疲労感や倦怠感を起こしやすくなる。

原因疾患

全身倦怠感は，ほとんどの疾患の症状として出現するが，橋本は特に

- 栄養の摂取不足や摂取過剰，栄養素の吸収不良症候群による栄養障害
- 糖尿病，甲状腺疾患，副腎疾患による内分泌代謝障害
- 貧血，呼吸器疾患，心疾患による酸素不足状態
- 肝疾患，腎疾患による代謝産物の処理障害
- 悪性腫瘍，慢性感染症による消耗性疾患
- うつ病，神経症等による心因性要因

* Ⅱ-1 病的疲労感を起こしやすい疾患や障害 *

頻度の高い疾患を次のように示している（II-2）。

栄養アセスメント

ほとんどの栄養素の不足は，疲労感を生じる原因となる。特に，筋肉と脳・神経系の代謝に関与する，総エネルギー摂取量，糖質，脂質，タンパク質，ビタミンB群，ビタミンC，鉄，カリウム，カルシウムの状態を調べる。一方，過剰栄養，肥満においても疲労感が起こりやすいので，注意を要する。

食事調査によりエネルギー及び栄養素の摂取状態，身長，体重，体構成成分，血清アルブミン，ヘモグロビン，血糖，脂質，電解質等で栄養状態を評価する。なお，疲労感を訴えやすい人は，サプリメントやドリンク剤を常用している場合が多いので，食事調査を行う場合，これらがぬけないように気をつける。また，原疾患の診断に必要な検査により，疲労感の原因となっている疾患を明らかにして，その治療を行う。

アドバイス

全身倦怠感は多くの疾患の症状としてあらわれるために，総合的判断のもとに栄養との関係を検討する必要がある。

ところで，エネルギーや栄養素が欠乏すると欠乏症を生じるが，このような欠乏症が起こる前段階に潜在性栄養欠乏状態が存在し，主たる自覚症状として全身倦怠感が出現するが，欠乏症による器質変化がまだ起きていない。このような倦怠感や疲労感を解消するためにドリンク飲料を利用する人が多いが，このような対処ではカフェインによる一時的効果と一部のビタミン，ミネラルの補給で終わっていることが多い。栄養障害による全身倦怠感を消失させるためには栄養素全体の摂取状態を評価しながら，食事や栄養機能食品を用いた全身の栄養状態の改善を優先的に行うことが重要である。

●貧血	●糖尿病	●脱水状態
●低血圧	●腎臓病	●精神的疾患
●肺結核	●内分泌疾患	●慢性疲労症候群
●肝疾患	●栄養障害	

* **II-2　全身倦怠感を訴える主たる疾患** *

2 発熱 （英文）fever

概念

発熱とは，体温が生理的変動の範囲を超えて上昇した病態をいう。

一般には，腋窩で体温が37.0℃以上になっている場合を指す。37.0〜37.9℃を微熱，38.0〜38.9℃を中等度熱，39℃以上を高熱，41.5℃以上を過高熱と表現する。

発熱を来す疾患のうち，病態によっては経過を追っていくと特徴的な発熱のパターン（熱型）をとることがあり，診断の補助に役立つ（Ⅱ-3）。ただし，解熱薬や抗菌薬が投与されていると，典型的な熱型をとることはむしろ少ない。

病態生理

発熱は，視床下部にある体温調節中枢において調節されている体温の産生と放散のバランスが乱れると発生する（Ⅱ-4）。

原因疾患

発熱を来す原因となる疾患には，Ⅱ-5に示すように多くの病態，疾患がある。これらは，外因性もしくは内因性の発熱物質により発熱が起きるものである。

栄養アセスメント

慢性的に発熱している患者では，異化が亢進し，かつ食欲不振を伴っていると栄養摂取量が少なく，体脂肪，筋タンパクともに消耗していることが多い。体重減少や皮下脂肪厚などに注意する。

対処

発熱患者には，医療面接，身体診察，臨床検査を入念に行い，発熱の原因となった疾患を診断する。そして原因となった疾患に対して適切な治療を行う。

たとえば，感染症に対しては抗菌薬を投与して治療する。ただし，高熱が患者の状態を悪化させているときには，対症療法としてクーリングや解熱薬を投与するなど解熱処置を並行して実施することもある。

アドバイス

口腔内温が35.0℃未満を低体温症とする。甲状腺機能低下症，下垂体機能不全症，アジソン病，慢性消耗性疾患では持続的に低体温となる。外傷，大量出血，重症感染症では急速に体温が下降し，危険である。

熱型	様式		おもな疾患
稽留熱	発熱が持続し，日内変動幅が1℃以内。	(グラフ：39〜40℃で小変動)	腸チフス 大葉性肺炎 感染性心内膜炎 オウム病
弛張熱	体温の日内変動幅が1℃以上で，平熱にまで下がらない。	(グラフ：38〜40℃で変動)	化膿性疾患 ウイルス感染症 敗血症 悪性腫瘍
間欠熱	体温の変動が1℃以上で，最低体温は平熱まで下がる。	(グラフ：37℃と39℃超を往復)	膿瘍 粟粒結核 薬物副作用 尿路感染症
波状熱	有熱期と無熱期が不規則に繰り返す。	(グラフ：有熱期と無熱期が交互)	ホジキン病 胆道閉塞症
周期熱	規則正しい間隔で発熱を繰り返す。	(グラフ：規則的な発熱ピーク)	マラリア（3日熱，4日熱） フェルティ病

* Ⅱ-3 代表的な熱型 *

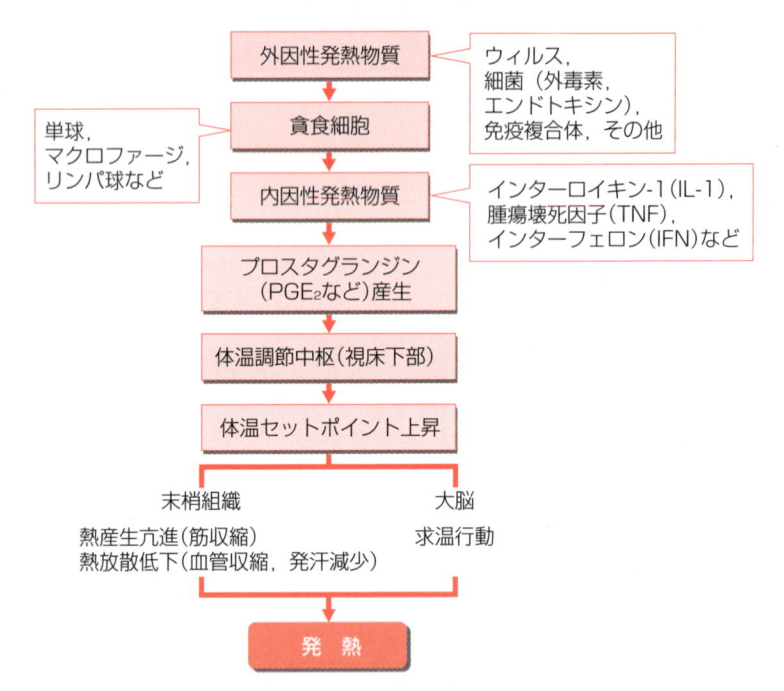

```
                    ┌──────────────┐    ウィルス，
                    │ 外因性発熱物質 │    細菌（外毒素，
                    └──────┬───────┘    エンドトキシン），
                           │            免疫複合体，その他
  単球，            ┌──────▼───────┐
  マクロファージ，  │   貪食細胞    │
  リンパ球など      └──────┬───────┘
                           │            インターロイキン-1（IL-1），
                    ┌──────▼───────┐    腫瘍壊死因子（TNF），
                    │ 内因性発熱物質 │    インターフェロン（IFN）など
                    └──────┬───────┘
                    ┌──────▼───────┐
                    │ プロスタグランジン│
                    │（PGE₂など）産生 │
                    └──────┬───────┘
                    ┌──────▼───────┐
                    │体温調節中枢(視床下部)│
                    └──────┬───────┘
                    ┌──────▼───────┐
                    │体温セットポイント上昇│
                    └──────┬───────┘
                 末梢組織          大脳
         熱産生亢進(筋収縮)       求温行動
         熱放散低下(血管収縮，発汗減少)
                           │
                    ┌──────▼───────┐
                    │    発  熱     │
                    └──────────────┘
```

※ II-4 発熱が起きるメカニズム ※

感染症	細菌，ウイルス，真菌，リケッチア，原虫感染症
炎症性疾患	自己免疫疾患（膠原病・血管炎），結晶起因性炎症（痛風）
組織障害	心筋梗塞，肺梗塞，外傷，熱傷，手術後など
腫瘍	悪性リンパ腫，白血病，肝細胞ガンなど
その他	薬剤アレルギー，慢性疲労症候群，溶血，肉芽腫性疾患（サルコイドーシス），クローン病，甲状腺機能亢進症，悪性症候群，中枢神経障害，熱射病など

※ II-5 発熱の原因疾患 ※

3 頭痛　英文 headache

概念
頭頸部に限局する痛みの自覚症状をいう。

病態生理
発生のメカニズムから頭痛を考えると、①血管由来の頭痛（片頭痛、群発頭痛）、②頭蓋外の原因による頭痛（緊張性頭痛、頸部・眼・耳・鼻疾患などによる頭痛）、③牽引・炎症による頭痛（脳腫瘍・脳膿瘍・慢性硬膜下血腫など占拠性病変、クモ膜下出血、髄膜炎など）、④神経痛に分けられる。

片頭痛（偏頭痛）は、頭蓋外で頭皮下の血管が拡張して、しばしば片側の拍動性の頭痛を起こす。発作性に反復することが多い。緊張性頭痛は、疲労・ストレス・曇天・精神的緊張・抑うつ状態・頭部前屈などによって頭蓋の筋肉や首や肩の筋肉が収縮し、頭全体が締め付けられるように感じたり、頭重感や眼窩痛として訴えるものである。しばしば頸筋の張りや肩の張りを伴う。

原因疾患
器質性疾患に由来する症候性頭痛と、器質性疾患に起因しない機能性頭痛がある。症候性頭痛を起こす原因としては、脳腫瘍、脳膿瘍、脳血管障害、脳炎、髄膜炎などがある。機能性頭痛には、片頭痛、緊張性頭痛、神経痛などがある。

栄養アセスメント
片頭痛や緊張型頭痛に長く悩まされている人では食欲が低下し、体重減少や皮下脂肪が少なくなっていることがある。

対処
器質性疾患のある場合には、原疾患の治療を行う。機能性頭痛の場合には、ストレスを避けたり、過労や体位の急激な変化を避けるようにする。適宜、鎮痛薬を使用する。

アドバイス
片頭痛は心臓の拍動に一致してズキンズキンと痛む。チョコレートを食べて誘発されることもある。クモ膜下出血は突然に頭をハンマーで殴られたような激痛に見舞われるが、前駆症状として首筋が張ったり、肩が凝るような感じを訴えることがある。

4 めまい

英文 vertigo, dizziness

概念

めまいは，平衡機能の反射系が障害され，姿勢の統御が困難になった状態をいう。患者は，「天井がグルグル回る」とか，「フラフラして立っていられない」などと訴える。

病態生理

身体の平衡感覚は，身体の回転や移動を内耳にある前庭器が感じ，脳幹や小脳に情報が伝えられて，姿勢を保持しようとする感覚である。また，視覚や体の傾きなどを感ずる深部知覚は大脳へ伝達され，姿勢の保持に関与する（Ⅱ-6）。こうした平衡機能のいずれかの部位に障害が起きると"めまい"を感ずる。めまいは末梢前庭障害，中枢障害によって生じるが，心因性に生じることもある。

原因疾患

末梢前庭性めまいは，内耳の障害で起こり，周囲や自身がグルグル回るとか揺れたり傾くなど，回転性のめまいであることが多い。耳鳴りや悪心・嘔吐を伴うことも多い。めまいの程度は強いが，持続時間は長くても数日である。眼球がピクピクと左右に動く眼球振盪（眼振）が一方向性にみられる。良性発作性頭位めまい，メニエール病，突発性難聴，内耳炎，前庭炎などでみられる。

中枢性めまいは，脳血管障害による小脳脳幹梗塞，小脳脳幹出血や，小脳脳幹腫瘍，聴神経腫瘍，髄膜炎などが原因で起きる。めまいは回転性のことは少なく程度も軽いが，数日以上続く。めまい以外の中枢神経症状を伴う。

栄養アセスメント

末梢前庭性めまいは栄養状態にかかわらず発症しうる。

中枢性めまいでは，脳梗塞や脳腫瘍に伴う場合，栄養状態が不良であることがある。麻痺を伴う場合には，麻痺のある四肢に廃用性筋萎縮を起こしている。

対処

原因となった疾患に対する治療を行う。特に中枢性めまいは原因が治癒しない限り，改善されない。めまいを抑えるために鎮めまい薬を服用する。

アドバイス

めまいは上記のように平衡感覚障害が原因で起きるものを指すが，間違えやすい症状に"立ちくらみ"がある。立ちくらみは，低血圧症や貧血によって脳循環障害や貧血のために脳への酸素供給が低下し，一時的に目の前が暗くなって失神を起こすなどの場合をいう。これらは血圧を測定したり，血液検査を行えば診断は容易である。

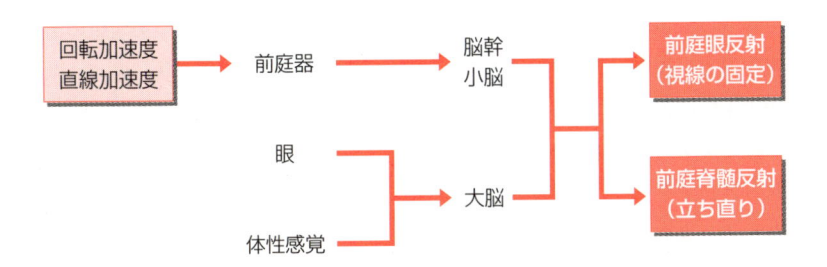

* Ⅱ-6 体平衡の維持 *

めまいと貧血

一般人だけでなく，医療従事者ですら誤解しがちなのが，めまいと貧血の混同である。貧血では，立ちくらみが起こることがあり，これをめまいと混同されるのだ。めまいはあくまでも平衡感覚の異常で姿勢を保つことができない病態で，貧血や低血圧による立ちくらみは脳の虚血に基づく。貧血は血液単位容積当たりのヘモグロビン濃度の低下した病態であり，めまいがあっても血液のヘモグロビン濃度には異常のないことが多い。

5 食欲不振　英文 appetite loss, anorexia

概念
食欲不振とは，食物を摂取したいという生理的な要求の食欲が低下あるいは消失した状態を指す。

病態生理
食欲は，視床下部外側核にある空腹中枢と，視床下部腹内側核にある満腹中枢によってコントロールされている（Ⅱ-7）。空腹中枢が刺激されると食欲を感じ，満腹中枢が刺激されると食欲が抑制される。これらの中枢は，血糖値，インスリン・グルカゴン・甲状腺ホルモン・副腎皮質ホルモンなどのホルモン，薬物，胃壁をはじめとする消化管粘膜の緊張状態などの影響を受ける。

また，食欲は視覚，嗅覚，味覚への刺激にも影響され，精神，心理，記憶など大脳皮質の働きの作用も受ける。

原因
食欲不振は，食欲の調節機構が中枢性もしくは末梢性に障害されて起きる。消化器疾患を始め，内分泌疾患など多くの病態で発生しうる（Ⅱ-8）。

栄養アセスメント
食欲不振により摂食が不良になると，栄養不良状態になる。

対処
消化器疾患や内分泌疾患などの原因が明らかな場合には原因疾患の治療を行う。食材，調理法，盛りつけなどを工夫したり，食事の環境を整えることも重要である。軽い食前酒が食欲の亢進に役立つこともある。

アドバイス
食欲不振と区別すべきものに神経性食欲不振症と拒食症がある。神経性食欲不振症は若い女性に多く，摂食嫌悪，やせ願望の精神心理的な背景と，著しいやせや無月経など下垂体機能低下に起因した身体症状を示す疾患である。拒食症は，食欲はあるものの，食物摂取に伴う苦痛をおそれて食物を摂取しない状態である。

また，急性肝炎では肝細胞の崩壊によって食欲が極度に低下する。回復期に入ると，食欲は急速に亢進し，病変の推移の指標になる。

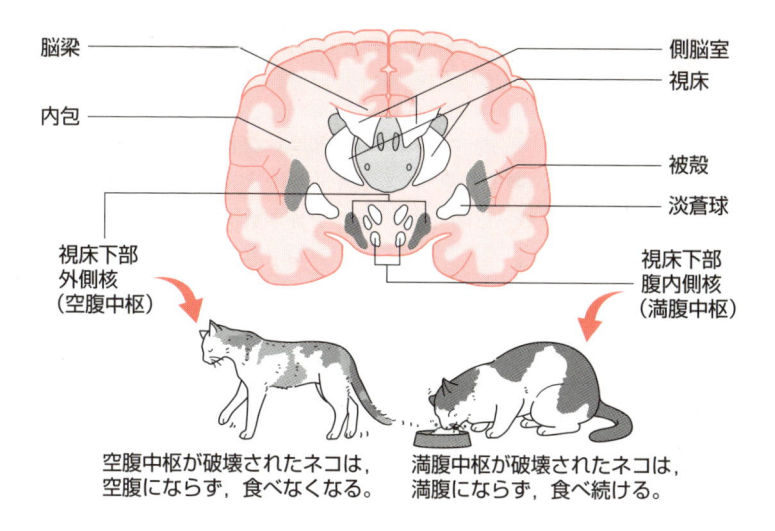

脳梁／側脳室／視床／内包／被殻／淡蒼球／視床下部外側核（空腹中枢）／視床下部腹内側核（満腹中枢）

空腹中枢が破壊されたネコは，空腹にならず，食べなくなる。

満腹中枢が破壊されたネコは，満腹にならず，食べ続ける。

Ⅱ-7 空腹・満腹中枢と摂食行動

消化器疾患	胃・十二指腸潰瘍，急性胃炎・慢性胃炎，胃ガン，胆石症，急性肝炎，慢性肝炎，肝硬変，肝臓ガン，膵臓ガン，過敏性腸症候群，急性腸炎，大腸ガン
感染症	上気道炎，気管支炎，肺炎，尿路感染症，敗血症，ウイルス感染症
内分泌疾患	甲状腺機能低下症
脳血管障害	脳血栓，脳出血
血液疾患	鉄欠乏性貧血，白血病，悪性リンパ腫
腎疾患	腎炎，腎不全
薬剤による副作用	抗菌薬，非ステロイド性消炎鎮痛薬，降圧薬，抗ガン薬など
精神神経疾患	うつ病，不安神経症
妊娠	

Ⅱ-8 食欲不振を来す主な疾患

6 悪心・嘔吐 英文 nausea, vomiting

概念

悪心は，嘔吐したい，嘔吐しそうだといった差し迫った感覚ないし心理的体験で，嘔気ともいう。嘔吐は，胃の内容物が食道，口腔を通して体外に排出される現象である。

病態生理

嘔吐に関係がある中枢には，延髄網様体にある嘔吐中枢と，第四脳室底にある化学受容器引金帯（chemoreceptor trigger zone：CTZ）がある（Ⅱ-9）。これらの中枢へ，消化管や身体各部から求心性迷走神経や交感神経を介する刺激，大脳皮質や小脳など高位中枢からの刺激，脳圧亢進や脳循環障害による直接刺激，代謝異常や中毒での催吐性物質による刺激が伝わると，嘔吐が起きる。このため，消化器疾患だけでなく，脳出血や内耳疾患，薬物中毒などでも嘔吐は起こり，さらに心理的・感情的要因のみでも悪心・嘔吐が誘発される。

原因疾患

悪心・嘔吐を来す疾患は，Ⅱ-10に示すように多岐にわたる。

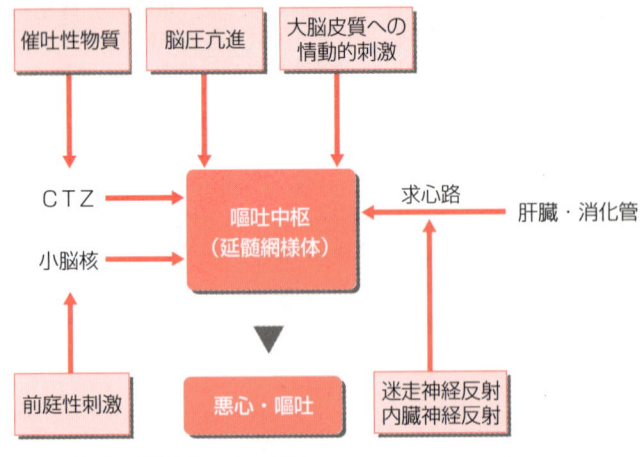

* Ⅱ-9 悪心・嘔吐のメカニズム *

栄養アセスメント

嘔吐を繰り返している患者では，栄養不良状態になっている。

対処

悪心・嘔吐を来す疾患を明らかにし，その治療を行う。対症的には制吐薬を使用する。悪心や嘔吐が強くて経口的に食事の摂取が困難な場合には，非経口的栄養療法で栄養を補給する。

アドバイス

嘔吐中枢の近くには，呼吸中枢，血管運動中枢，消化管運動中枢，唾液分泌中枢，前庭神経核などが密集している。このため，悪心・嘔吐が起きる場合にはこれらの中枢も刺激されて，冷や汗，唾液分泌，顔面蒼白，脈拍微弱，徐脈，頻脈，血圧動揺，めまいなどの多彩な症状を伴うことが多い。

反射性嘔吐	
肝・消化管経由	**咽頭刺激症状**：指の挿入，異物，舌・咽頭炎 **消化器疾患**：胃・十二指腸疾患（胃炎，胃潰瘍，胃ガン，幽門挟窄，十二指腸潰瘍），腸疾患（イレウス，腸炎，食中毒，虫垂炎，上腸間膜動脈症候群），肝・胆道疾患（急性肝炎，肝硬変，胆のう炎，胆石症），膵疾患（急性膵炎，慢性膵炎），腹膜疾患（腹膜炎），尿路疾患（尿路結石），婦人科系疾患（子宮付属器炎）
前庭器経由	メニエール病，中耳炎，動揺病
その他	片頭痛，心不全，心筋梗塞
中枢性嘔吐	
脳圧亢進，循環障害	脳腫瘍，脳出血，クモ膜下出血，髄膜炎，緑内障
薬物	シスプラチン，ジギタリス製剤，モルヒネなど
代謝性・内分泌性・中毒性疾患	腎不全（尿毒症），糖尿病ケトアシドーシス，アジソン病，妊娠悪阻，周期性嘔吐症
精神性嘔吐	心因性・神経性食欲不振症，うつ状態，視覚・聴覚・味覚刺激

* Ⅱ-10 **悪心・嘔吐の原因疾患** *

7 腹痛　abdominal pain

概念
腹痛は腹部に感じる痛みを総称したものである。軽度の不快感程度から激烈な痛みまで、様々である。

病態生理
腹痛には、内臓痛、体性痛、関連痛の3種類がある（Ⅱ-11）。実際には、これらの痛みが絡み合って腹痛が訴えられる。

内臓痛は、胃炎や胆のう炎などにみられるもので、胃や腸など管腔臓器が伸展、拡張、もしくは収縮されて引き起こされる。腹部正中線上に疼痛を感じ、局在性は乏しい。痛みの性質は、一般に鈍痛で、周期的に発生するが、疝痛のこともある。

体性痛は、疾患を起こした臓器の近くの腹膜が刺激されて発生するものである。痛みは鋭く持続的で、痛みと臓器の局在とが一致する。

関連痛は、激しい内臓痛が脊髄内で隣接する神経線維に波及し、その神経支配の皮膚分節に疼痛を感じるものである。腹部以外の皮膚に感じられる関連痛を放散痛という。たとえば、胆のう炎の痛みが右肩に感じたりするような場合である。

原因疾患
腹痛を発生する疾患は多い。消化器だけでなく、血管、腎・泌尿器、婦人生殖器の疾患や、全身性疾患、心因性のこともある（Ⅱ-12）。これらは身体診察に加えて血液検査、腹部X線検査、超音波検査、内視鏡検査、CT検査、MRI検査などを行い、診断を行わなければならない。

栄養アセスメント
胆石症の患者は中年以降の肥満者に多い。胃潰瘍や胃ガンの患者ではやせていることが多い。慢性膵炎で慢性的に腹痛を訴える患者でも体重減少を起こしている場合が多い。

対処
腹痛を起こす疾患の種類は多く、対処も異なる。このため、正確に診断を行って原因疾患に応じて適切な治療を行う。胃炎や胃潰瘍などには薬物療法が有効であるが、胆石症や胃穿孔、虫垂炎などには外科的手術療法が必要になる。対症的には鎮痛薬を投与する。食事摂取の禁止が必要な場合もある。

アドバイス

腹痛のうちでも，痛みが激烈で，かつ開腹手術をしなければならない病態を急性腹症という。汎発性腹膜炎，腸閉塞，胃腸穿孔などの疾患が含まれる。急性腹症に対しては，緊急に手術を行わなければ致命的になることがある。

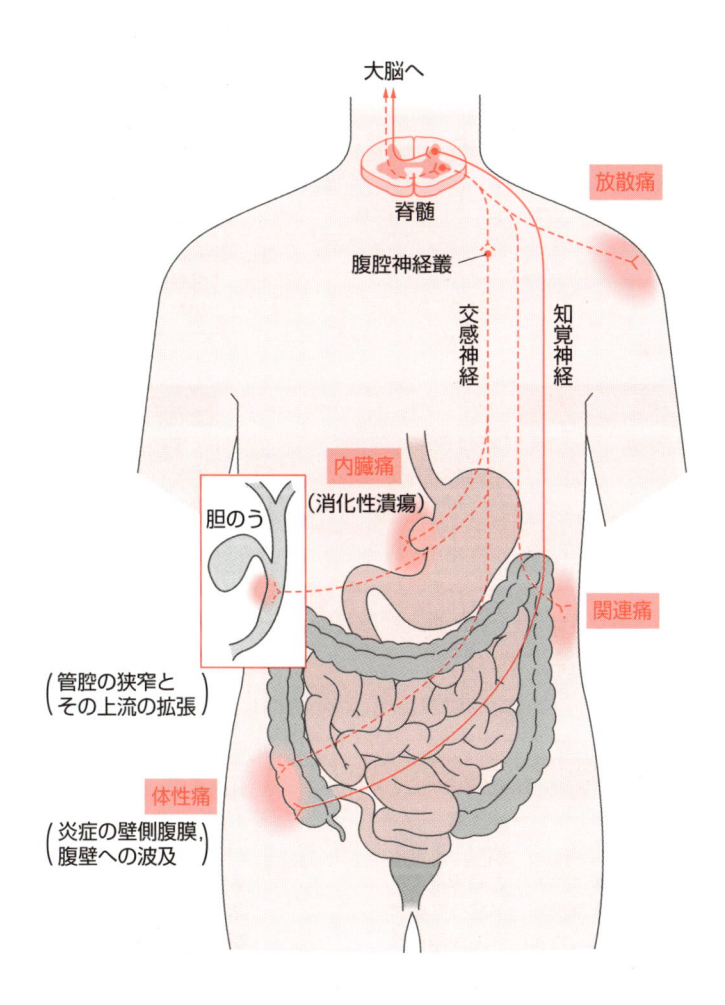

* Ⅱ-11 腹痛の原因と種類 *

①腹部上部

右季肋部痛
胆石症
　胆のう結石（胆のう炎）
　総胆管結石（胆管炎）
ガン（胆のう・胆管）
急性肝炎
原発性肝ガン
肝膿瘍
横隔膜下膿瘍
横隔膜炎

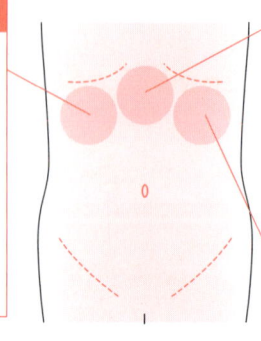

心窩部痛
食道炎
胃炎・消化性潰瘍（穿孔を含む）
急性膵炎・慢性膵炎
ガン（胃・膵臓など）
単純性イレウス，急性心筋梗塞

左季肋部痛
脾彎曲部症候群
大動脈瘤破裂
大腸穿孔，胃潰瘍
急性膵炎
単純性イレウス

②腹部下部

右下腹部痛
急性虫垂炎
回盲部重積
クローン病
腸型ベーチェット病
単純性潰瘍
大腸憩室症
右卵巣のう腫茎捻転
右鼠径・大腿ヘルニア
メッケル憩室炎
右腸腰筋膿瘍

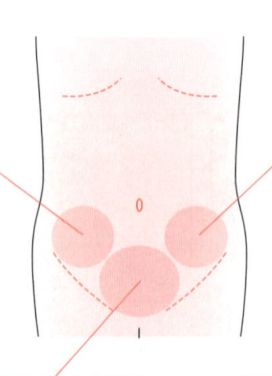

左下腹部痛
大腸憩室症
潰瘍性大腸炎
虚血性大腸炎
腸間膜脂肪織炎
S状結腸捻転
大腸穿孔
左鼠径・大腿ヘルニア
単純性イレウスなど
左腸腰筋膿瘍

下腹部痛
急性腸炎　　　　腸重積
潰瘍性大腸炎　　急性虫垂炎後期
S状結腸軸捻転　大腸憩室炎
卵巣のう腫茎捻転・子宮外妊娠
ガン（大腸・婦人科・泌尿器科系）
睾丸の炎症・腫瘍・捻転

腹部全体の痛み
汎発性腹膜炎
消化管穿孔
絞扼性イレウス
腸間膜動脈血栓症
腹部大動脈瘤破裂

* Ⅱ-12 腹痛の部位にみた原因疾患 *

8 嚥下困難　英文 dysphagia

概念

飲食物を口に入れても飲み込めない状態を嚥下困難という。栄養障害を来すので、重要な症状である。

病態生理

口腔内から固形物や液状物が咽頭、食道を経て胃内まで送られる一連の運動を嚥下という。嚥下運動には口腔・咽頭・食道を構成する多数の筋肉や、それらを支配する三叉・迷走・舌下・舌咽頭神経などが関わっている。これらの諸器官が何らかの原因で機能的あるいは器質的に障害されると嚥下困難が起きる。

原因疾患

嚥下障害を来す疾患には、次のようなものがある。

第1に、口腔・咽頭・喉頭の障害が原因になる。これには、炎症性疾患（口内炎、舌炎、舌潰瘍、咽頭炎、喉頭炎など）、腫瘍（舌ガン、喉頭ガン）、神経・筋疾患（球麻痺、多発性硬化症、重症筋無力症、ジフテリア後麻痺など）がある。

第2は、食道部の障害である。食道の器質的疾患（食道ガン、食道炎、食道裂孔ヘルニア、先天性食道閉鎖、異物など）、機能的異常（食道痙攣、アカラシア）、食道周囲臓器の疾患（甲状腺腫瘍、縦隔炎、縦隔腫瘍など）、全身性疾患の食道への波及（全身性硬化症、皮膚筋炎など）が嚥下困難を引き起こす。

第3には、ヒステリーなど心因的な要素が原因となる場合もある。

栄養アセスメント

嚥下困難のために摂食不良が続けば、栄養状態は不良になる。

対処

嚥下困難を来す疾患を明らかにし、その治療を行う。治療が困難な場合、あるいは治療効果の出るまでは非経口的栄養療法を行って栄養を補給する。

アドバイス

食道ガンでは、初期に喉に物がつっかえるという症状があらわれるが、そのうちに症状が消失し、さらに進行すると嚥下困難になったりする。食事の際に気になる症状があれば、早めに検査を受けて原因を明らかにするようにする。

41

9 便秘 英文 constipation

概念

便秘は，糞便が腸管内に異常に長く停滞したり，通過時間が異常に延長し，排便回数や排便量が減少した状態をいう。糞便が腸管内に停滞するために水分量が減少して糞便は硬くなる。

本来，排便回数や排便量には個人差が大きく，また食事内容や量によっても変動する。このため，便秘の定義は難しいが，一般には「排便回数の減少（3～4日以上排便がない），便量の減少（35g/日以下），硬い便の排出のいずれかによって排便に困難を感じた状態」と定義することが多い。

病態生理

便秘は急性または慢性に起きる。器質性便秘と機能性便秘に分けられ，その成因は多岐にわたる。このうち，便意の抑制，生活習慣の変化，精神的ストレスなどが原因で起こる便秘が多い。

腸管腫瘍，腸管癒着などによる腸管の狭窄，腸管外腫瘤による腸管の圧迫などでは腸管内容物に通過障害があり，器質性便秘になる。高齢者，甲状腺機能低下症，糖尿病，脊髄損傷，抗コリン薬使用などでは腸管蠕動運動が低下して機能性便秘を起こす。

また，食事内容の変化や精神的ストレスでは自律神経系を介して便秘になる。

原因疾患

急性,慢性便秘ともに機能性にも，また器質性にも発症し，種々の疾患で起こりうる（Ⅱ-13）。

慢性便秘では,代謝・内分泌疾患,神経筋疾患，膠原病などに伴う症候性便秘に注意が必要である。

栄養アセスメント

高齢者では腹筋力の低下によって息むことができず，また腸管運動も低下していることが原因になる。

慢性便秘があり，かつ体重が減少してくる場合には，大腸ガンなど腸管腫瘍に注意する。

対処

便秘では原因を明らかにして対策を立てる。

食習慣や排便習慣の改善も重要である。

アドバイス

慢性便秘の原因としてもっとも多いのは，便意を我慢して起きる習慣性便秘である。食生活を改善し，便通の習慣をつけるよう指導する。

急性便秘	
機能性便秘 （一過性便秘）	食事・生活様式の変化，精神的要因，薬物
器質性便秘	**管内狭窄，閉塞**：イレウス，直腸・肛門周囲の急性炎症 **管外狭窄，閉塞**：腹腔内器官の炎症 **急性代謝異常，急性心不全，感染症**
慢性便秘	
機能性便秘	**弛緩性便秘**：高齢者，経産婦，腹筋力の低下，薬物 **直腸性便秘（習慣性便秘）**：直腸・肛門疾患，便意の抑制の習慣 **痙攣性便秘**：過敏性腸症候群
器質性便秘	**管内狭窄，閉塞**：腫瘍，炎症，癒着（術後），腸の形成異常（ヒルシュスプルング病，S状結腸過長症） **管外狭窄，閉塞**：腹腔内臓器の腫瘍・炎症，術後，ヘルニア
症候性便秘	代謝・内分泌疾患，神経筋疾患，膠原病，鉛中毒
薬物性便秘	

* Ⅱ-13 便秘を来す主な疾患 *

便通は生活習慣のバロメータ

旅行に出かけたりして，生活習慣が変化すると便秘になることがある。便秘の原因として一番多いのは排便を我慢して起きる習慣性便秘である。快適な生活を送るには規則正しい生活をすることが大切で，便通が規則正しい生活習慣のバロメータになる。

10 下痢（げり） 英文 diarrhea

概念

　水分含量の多い液状の糞便を頻回に排出する状態を下痢という。排便は個人差，あるいは同一人でも食事内容や環境によって変化するので，一般には，便通回数の明らかな増加，便の液状化，1日の便重量が平均250gを超すときを下痢と定義する。

病態生理

　下痢も便秘と同じように，急性と慢性とがある。

　急性下痢は，急激に発症し，しばしば腹痛を伴って1日4回以上の排便をみる状態で，持続期間は通常1〜2週間以内である。

　慢性下痢は，必ずしも排便回数には関係なく，糞便中の水分が200mL以上の軟便を2週間以上にわたって排出している状態をいう。小児や成人では3週間以上，乳児では4週間持続した場合を慢性下痢とする。

原因疾患

　下痢の成因も多彩で，腸管蠕動（ぜんどう）亢進，腸液分泌亢進，吸収障害などが成因になる（Ⅱ-14）。腸管内容物の通過時間が速くなれば水分の吸収が十分に行われずに下痢となる。腸内腔への腸液の分泌過多，腸管内容が高浸透圧で水分を腸管内に引き出したり，あるいは吸収障害で腸液が過多になったような場合にも下痢となる。

栄養アセスメント

　慢性下痢の患者では栄養素の吸収不良を来し，栄養不良の状態になる。また，水分や電解質の喪失を来すので，脱水にも注意が必要である。

対処

　下痢を起こした原因を明らかにし，それぞれに応じた治療を行う。水分と電解質を非経口的に補給し，脱水にならないよう是正する。

アドバイス

　急性下痢では，発熱，腹痛，嘔吐を伴う場合には食中毒のおそれもあり，注意が必要である。特に集団的に下痢が発生した場合には，食中毒を疑って原因となった食材を明らかにしなければならない。

感染症	**細菌性**：赤痢菌，チフス菌，サルモネラ，コレラ菌，腸炎ビブリオ，カンピロバクター，腸管病原性大腸菌，*Y.enterocolitica*，ウェルシュ菌，*C. difficile*，黄色ブドウ球菌，セレウス菌 **原虫**：アメーバ，ランブル鞭毛虫 **ウイルス**：ロタウイルス，ノロウイルス
薬剤	下剤，抗菌薬，胆石溶解薬，コルヒチンなど
食事	過食・過飲，食事アレルギー
術後	胃切除後，幽門形成術後，小腸切除後
炎症性腸疾患	潰瘍性大腸炎，クローン病
過敏性腸症候群	
消化吸収不良疾患	スプルー，乳糖不耐症，たんぱく漏出性胃腸症，慢性膵炎
ホルモン産生腫瘍	カルチノイド，水様性下痢・低カリウム血症・塩酸欠乏（WDHA）症候群，ゾリンジャー・エリソン症候群
全身性疾患	甲状腺機能亢進症，アミロイドーシス，糖尿病，アジソン病，心不全，尿毒症

* II-14 下痢を来す主な疾患 *

下痢と便秘

特に器質的疾患がないのに，下痢と便秘をくり返す病態を過敏性腸症候群（irritable colon）という。ストレスなど精神的影響が関係すると考えられ，精神的な緊張をとるなどの治療が行われる。

11 吐血・下血　英文 hematemesis, melena, hematochezia

概念

吐血ならびに下血は消化管からの出血が原因となって、口もしくは肛門から血液が排出される状態である。口に近い上部消化管から大量に出血すると吐血になり、それ以外は肛門から血液が排泄されて下血になる。

病態生理

吐血は、新鮮血あるいは暗赤色、黒褐色の血性の嘔吐で、一般にはトライツ靭帯（十二指腸空腸曲部分で後腹膜に腸管を固定する靭帯）より口側の消化管出血に起因する。同時に下血もみられることが多い。鼻腔や口腔、気道からの出血を飲み込んでから嘔吐して吐血になることもある。血液は胃液によってヘモグロビンが塩酸ヘマチンに変化し、時間の経過とともに赤色→暗赤色→黒褐色に変化し、黒褐色のものはコーヒー残渣様と表現される。

下血は、新鮮血あるいは暗赤色便（hematochezia）と、コールタールのようなタール便（melena）の排泄に大別される。肛門に近い部位からの出血ほど新鮮な赤い血液が排出される。タール便は、食道、胃、上部小腸からの大量出血でみられる。新鮮血あるいは暗赤色の下血は、主に左の大腸からの出血でみられる。右大腸や下部回腸からの出血は黒色の下血となるが、厳密にはタール便とは異なる。ただし、これらの性状は、出血部位、出血速度、出血量、腸管の蠕動状態などに影響されるので、一概には判断できない。

原因疾患

吐血及び下血は種々の疾患で起きる（Ⅱ-15）。

栄養アセスメント

胃ガンや大腸ガンで慢性的に吐血もしくは下血の起きている患者では栄養不良状態にあることが多い。

対処

大量出血ではショックを起こして致命的になることもある。このため、吐血・下血を起こした患者では内視鏡検査などで原因を検索しつつ、輸液や輸血など適切な処置を行うことが重要である。

アドバイス

消化管出血があっても肉眼的には血便の認められない場合には，検便で便潜血反応を検査する。これは人ヘモグロビンに対するモノクローナル抗体を用いて検査するもので，従来のグアヤック法やオルトトリジン法のような偽陽性はなく，精度の高い検査法である。このため，肉などによる偽陽性を避けるために，かつてのように潜血食を食べてから検査をする必要はない。

肝硬変患者では食道静脈瘤を作り，そこから突然に出血して大量の吐血を起こすことがある。また，大量飲酒後に嘔吐し，食道に裂傷を起こして吐血することもあり，これをマロリー・ワイス症候群という。

食道疾患	食道潰瘍，食道炎，食道ガン，食道静脈瘤，マロリー・ワイス症候群ほか
胃・十二指腸疾患	出血性胃炎，胃潰瘍，胃ガン，平滑筋（肉）腫，胃静脈瘤，十二指腸潰瘍，血管異常（*vascular ectasia* など）ほか
空腸・回腸・結腸疾患	**炎症，潰瘍**：クローン病，潰瘍性大腸炎，腸結核，アメーバ性腸炎，細菌性腸炎，薬剤性腸炎，虚血性腸炎，放射性腸炎，急性出血性直腸潰瘍ほか **腫瘍**：ガン腫，腺腫，脂肪（肉）腫，平滑筋（肉）腫，（悪性）リンパ腫，転移性腫瘍ほか **血管性病変**：動静脈奇形，血管腫，腸間膜動脈血栓症，大動脈腸管瘻ほか **その他**：大腸の憩室，メッケル憩室，腸重積，医原性（ポリペクトミー後など）
肛門疾患	痔核，裂肛ほか
肝・胆・膵疾患	胆道出血（外傷，手術，胆石，炎症，腫瘍など）
全身性疾患	オスラー病，膠原病（結節性多発動脈炎〈PN〉など），白血病，播種性血管内凝固症候群（DIC）ほか

* Ⅱ-15 **吐血・下血を来す主な疾患** *

12 呼吸困難・息切れ 英文 dyspnea, shortness of breath

概念

不快な感覚や努力感を伴って呼吸運動を行う自覚症状を総称したもので，「息が苦しい」「のどがつまる」「胸が苦しい」「空気が足りない」などといった訴えをする。

病態生理

換気に対する要求が換気応答能力を超えることで生じる。最大換気能力のある割合を超えて換気運動が行われたり，必要以上の力仕事で換気運動が行われると呼吸困難が生じる。また，心因性の原因もある。

原因疾患

呼吸器，循環器，神経・筋疾患などによって起こるが，特に前2者の原因であることが多い（II-16）。

栄養アセスメント

慢性的に呼吸困難を訴える呼吸器疾患などの患者では，しばしば体重が減少し，栄養不良の状態にある。胸郭の変形や貧血，浮腫などを伴うこともある。

対処

呼吸困難の程度に応じて，酸素吸入を行う。

アドバイス

運動などの際に換気していることを自覚しても不快感や努力感を伴わない場合や，不快感や努力感を訴えてもそれが労作に見合った一過性の場合を"息切れ"と呼ぶこともある。ただし，一般的には呼吸困難と息切れは同義語として用いる。

呼吸器疾患	肺炎，慢性閉塞性肺疾患（COPD），気管支喘息，間質性肺炎，薬剤性肺炎，気管支拡張症，肺ガン，急性呼吸窮迫症候群（ARDS），肺血栓塞栓症，肺高血圧症，気胸，胸水，胸郭変形，喉頭浮腫，気管異物，過換気症候群
循環器疾患	うっ血性心不全，不整脈，弁膜症，虚血性心疾患
神経・筋疾患	筋萎縮性側索硬化症，ギラン・バレー症候群，重症筋無力症
その他	貧血，代謝性疾患，極度の肥満

＊ II-16 呼吸困難・息切れを来す主な疾患 ＊

13 咳・痰　英文 cough, sputum

概念

咳は気道から異物を除去するための一種の防御反応である。痰は種々の原因によって気道分泌量が正常量を超えたときに、誘発された咳によって喀出される気道分泌物である。

病態生理

咳は、痰を伴わない乾性咳と、痰を伴う湿性咳に分けられる。感染症やアレルギー反応による気道粘膜の刺激、腫瘍や胸水などによる気道が偏位したり圧排されて受ける刺激、埃や刺激性ガスなどによる物理的・化学的刺激、間質性肺炎や肺線維症などでは脳幹網様体にある咳中枢の興奮による乾性咳などで発症する。異物の誤嚥でも咳が出る。

原因疾患

主として気道の疾患によって発生する（Ⅱ-17）。

栄養アセスメント

長期にわたって慢性的に咳の出ている患者では睡眠が障害されたり食事摂取が低下し、栄養不良になっていることがある。

対処

咳と痰は、本来は生体防御反応であり、ただ単に咳や痰を抑制するのではなく、原因となった疾患の治療を優先する。ただし、頑固な咳では体力が消耗するので、鎮咳薬や去痰薬を使用する。

アドバイス

健康人では1日に約100mLの気道粘液が分泌されるが、気道の炎症などによって分泌物が増えると咳とともに痰が喀出される。高血圧治療薬のACE（アンジオテンシン変換酵素）阻害薬では副作用として乾性咳が出ることがある。

感染症	かぜ症候群、気管支炎、肺炎、びまん性汎細気管支炎、気管支拡張症、肺結核、胸膜炎
腫瘍	肺ガン
アレルギー症	気管支喘息
その他	自然気胸、間質性肺炎、気道内異物、薬剤性咳嗽、気道感染後咳嗽

* Ⅱ-17 咳・痰を来す主な疾患 *

14 喀血・血痰　英文 hemoptysis, bloody sputum

概念

気道からの出血によって，血液そのものを喀出する場合を喀血，血液を混じた痰を出す場合を血痰という。ただし，出血の量や血液の比率などに明確な区別はない。

病態生理

喀血・血痰には，肺結核，気管支拡張症，肺膿瘍などの炎症性の出血，肺ガンなど腫瘍性の出血，外傷，異物，肺梗塞など血管壁の損傷による出血，全身の出血傾向の部分症状による出血がある。

原因疾患

気道の炎症や腫瘍，外傷のほか，全身の出血傾向に注意する（Ⅱ-18）。

栄養アセスメント

肺結核や肺ガンでは栄養不良になっていることが多い。

対処

出血部位の確認，重症度（出血量，呼吸困難，低酸素血症，ショックの有無から判断する）を迅速に判定し，同時に原因となる疾患の診断を行う。

アドバイス

消化管からの出血による吐血と鑑別が問題になることがある。また，鼻出血，口腔内出血，咽頭出血との鑑別も重要である。

感染症	気管支炎，肺炎，気管支拡張症，肺結核，非結核性抗酸菌症，肺アスペルギルス症
腫瘍	肺ガン
心疾患，血管病変	肺水腫，肺血栓塞栓症，大動脈瘤
全身性出血傾向	白血病，再生不良性貧血，特発性血小板減少性紫斑病
外傷	胸部外傷，気道異物
その他	特発性肺出血

* Ⅱ-18 喀血・血痰の原因疾患 *

15 動悸 (どうき)

英文 palpitation

概念

通常は自覚しない心臓の拍動や鼓動，あるいはそれらの乱れを自覚することで，胸部の不快な症状の総称でもある。また，動悸は心悸亢進とも呼ばれる。

病態生理

不整脈や心疾患で訴えられることが多い。ただし，健康人でも運動や作業，精神的ストレス，興奮などによって，心拍数が増加したり，心収縮が亢進したりしても動悸を自覚する。

原因疾患

心疾患で感じることが多いが，心疾患以外でも発生しうる（Ⅱ-19）。

栄養アセスメント

甲状腺機能亢進症などではやせていて，心拍動数が亢進して動悸を感じる。

貧血では組織への酸素運搬を代償するために心拍数が亢進する。

対処

原因を明らかにし，原因疾患に応じた対応処置を行う。

アドバイス

動悸を感じると不安になり，さらに動悸が助長される。このため，精神安定薬などを使って動悸を鎮めることもある。

生理的な原因	運動，労作，精神的ストレス，精神的興奮など		
心疾患	不整脈	
	非不整脈	弁膜症，先天性心疾患，虚血性心疾患，高血圧，心不全，心筋症，心のう炎，心臓手術後など
非心疾患	心因性疾患（不安神経症，心臓神経症，過換気症候群など），甲状腺機能亢進症，褐色細胞腫，低血糖，貧血，妊娠，肺疾患（慢性閉塞性肺疾患，肺性心など），薬剤など		

＊ Ⅱ-19 動悸の原因疾患 ＊

16 むくみ，浮腫 英文 edema

概念

細胞外液，とりわけ組織間液量の増加した状態をいう。体重増加を伴うことが多い。

病態生理

生体の体重の約60%は水分からなる体液で，このうち2／3（体重の40%）が細胞内液，残り1／3（体重の20%）が細胞外液である。細胞外液のうちの25%は血管内に，残りは組織間質にある。組織間液が異常に増加した状態が浮腫として認められ，およそ組織間液が2.5～3.0L増加すると浮腫として認められるようになる。この際，全身の血漿量は病態によって一定ではなく，増加していることも減少していることもある。

浮腫の成因は，局所循環の変化，Na代謝の変化による水分貯留などの因子が関与する。局所循環の変化は，毛細血管静水圧の上昇（心不全や腎不全による静脈系容量の増加，局所での静脈閉塞など），血漿膠質浸透圧の低下（タンパク漏出性胃腸症，ネフローゼ症候群，肝硬変，低栄養などによる血漿アルブミンの低下），毛細血管透過性の亢進（熱傷，外傷，炎症，アレルギー反応など），リンパ系の閉塞（悪性腫瘍のリンパ節転移などでリンパ系が閉塞され，組織間質からリンパ管への体液の流出が障害）などのメカニズムで起きる。

原因疾患

浮腫は全身性に起きることと，局所性に起きることがある（Ⅱ-20）。局所性浮腫は局所因子が主であるが，全身性浮腫は全身因子と局所因子が組み合わさって発生する。

栄養アセスメント

軽度の浮腫は体重の増加で発見できる。心不全や腎不全による浮腫では栄養状態が不良であることが多い。

対処

原因となった疾患を明らかにして原因に応じた治療を行う。浮腫を軽減するには，利尿薬を使用して水分の排出を図る。

アドバイス

浮腫が起きると，Ⅱ-21のように下肢，腹部・顔面などに圧痕を認め

る"むくみ"としてとらえられ，腹水や胸水を伴うこともある。腹水と胸水はそれぞれ腹腔内と胸腔内に過剰の液体が貯留した病態で，特殊な形態の浮腫といえる。なお，甲状腺機能低下症では圧痕跡のない粘液水腫を認めるが，これは組織に親水性のムコ多糖が沈着するものである。

全身性浮腫	
心原性浮腫	うっ血性心不全
肝性浮腫	肝硬変
腎性浮腫	糸球体腎炎，ネフローゼ症候群，腎不全
内分泌性浮腫	甲状腺機能低下症，月経前浮腫，インスリン浮腫
薬物性浮腫	女性ホルモン（経口避妊薬），血管拡張薬，抗炎症薬
低栄養性浮腫	飢餓，タンパク漏出性胃腸症，脚気
妊娠	正常妊娠，妊娠中毒症
特発性浮腫	
局所性浮腫	
リンパ性浮腫	象皮病，悪性腫瘍リンパ節転移
静脈性浮腫	静脈瘤，上大静脈症候群，静脈血栓症
動静脈瘻	
血管神経性浮腫	遺伝性（クインケ浮腫），非遺伝性
炎症，アレルギー	

* Ⅱ-20 浮腫を来す主な疾患 *

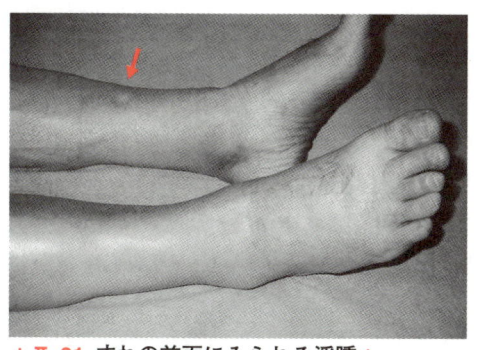

* Ⅱ-21 すねの前面にみられる浮腫 *
すねの前面を指で押すと圧痕を生じる（矢印）。

17 胸痛 (きょうつう)

英文 chest pain

概念

胸部に感じられる痛みを指す。漠然とした不快感から，圧迫感，疼痛，激痛まで様々な痛みを含む。

病態生理

胸痛を来す臓器には，心臓，大動脈，肺動脈，呼吸器，消化器，胸壁などがあり，それぞれの炎症，腫瘍，循環障害，外傷などが原因で胸痛を発生する。

原因疾患

臓器別に胸痛を来しうる疾患をⅡ-22に示す。

栄養アセスメント

高コレステロール血症の患者では急性心筋梗塞を発症することがあり，注意を要する。

また，肥満者が外科手術を受けた後に長時間臥床(がしょう)した場合には，下肢静脈などで血流がうっ滞して血栓が生じ，それが大静脈，右心房，右心室を通って肺動脈に至り，肺血栓塞栓症(けっせんそくせんしょう)を来すことがある。

対処

急性に起きた激烈な胸痛ではショックに陥ることもあり，全身状態をみながら原因疾患に応じて対処する。

解離性大動脈瘤などでは緊急外科手術を行う。筋肉痛や肋軟骨痛などの胸痛には鎮痛薬を使用する。

アドバイス

急激に起こる激痛の場合，急性心筋梗塞，肺血栓塞栓症，解離性大動脈瘤などを考え，至急に処置を行わないと致命的なことがある。

冠動脈の動脈硬化が原因となって起きる虚血性心疾患には，狭心症と心筋梗塞がある。いずれも発作的に前胸部がしめつけられるような強い胸痛を起こすが，狭心症では数分間程度で軽快することが多い。また，ニトログリセリン舌下錠などを使用すると，胸痛が軽快する。もしも胸痛が数分以上続き，しかもニトログリセリン舌下錠が効かない場合には，心筋梗塞の可能性がある。この場合には救急処置が必要となる。

心臓	狭心症,急性心筋梗塞,急性心膜炎,心筋炎,心臓弁膜症,不整脈
大血管系	解離性大動脈瘤,胸部大動脈瘤破裂,大動脈炎症候群,肺高血圧症
呼吸器系	肺炎,気管支炎,肺腫瘍,胸膜炎,肺血栓塞栓症,自然気胸,縦隔気腫
消化器系	食道炎,食道潰瘍,食道ガン,食道裂孔ヘルニア,アカラシア,胃炎,胃・十二指腸潰瘍,胆石・胆のう炎,膵炎
胸壁	**肋骨・肋軟骨**:肋軟骨炎,骨折 **筋肉**:筋肉痛,筋炎,外傷 **末梢神経**:帯状疱疹,肋間神経痛 **神経根**:椎体骨折,椎間板疾患,脊髄疾患,腫瘍浸潤 **乳腺**:乳腺症,乳腺炎
臓器に原因のない胸痛	心臓神経症(神経循環無力症),過換気症候群

* Ⅱ-22 胸痛の原因疾患 *

エコノミークラス症候群

　海外旅行などの際に,長時間座ったままで,十分な水分もとらないでいると,静脈のかん流が遅くなり,下肢静脈などに生じた血栓が肺血栓塞栓症を起こすことがある。特に座席の狭いエコノミークラスで多いことから「エコノミークラス症候群」の名称がつけられた。しかし,エコノミークラスでなくてもファーストクラスでも発症することから,最近では「ロングフライト症候群」と呼ぶようになった。2004年の新潟中越地震の際には,余震による被害を避けるために自家用車の中で生活していた人が不幸にも肺血栓塞栓症で倒れたこともある。

　ロングフライト症候群にならないためには,長時間同じ姿勢を続けないようにして,からだをときどき動かし,かつ水分を十分に補給することが大切である。

18 関節痛　英文 arthralgia

概念
関節に痛みのある状態を指す。

病態生理
全身の関節に痛みがある場合は膠原病などの全身性疾患であり，局所の関節が痛む場合は関節の炎症，感染症，外傷，腫瘍，変形性疾患などがある。

原因疾患
全身性か局所性関節痛かにより，原因疾患を考える（Ⅱ-23）。

栄養アセスメント
関節リウマチでは全身の関節に痛みがあり，長期に続くため食欲も低下し，栄養不良になっていることがある。さらに痛みだけでなく，関節が変形すると，活動性も低下し，栄養不良が進行する。

対処
疼痛を訴える関節に湿布剤を添付したり，鎮痛薬を使用して対症的に治療を行いながら原因を明らかにし，原因疾患に応じた治療を行う。

アドバイス
関節痛は外来診療を受けに来る患者でもっとも訴えの多い症状である。アメリカ5ヶ所の地域住民13,538人を対象にした面接によれば，関節痛を訴える人は36.7%で，その他には腰・背痛（31.5%），頭痛（24.9%），胸痛（24.6%），四肢痛（24.3%），腹痛（23.6%），全身倦怠感（23.6%），めまい（23.2%）などとなっている。

全身疾患	膠原病：関節リウマチ（RA），全身性エリテマトーデス（SLE）
局所的疾患	外傷：骨折，靱帯損傷など 慢性疾患：変形性関節症，骨壊死など 悪性腫瘍
脊椎疾患	頸椎疾患：頸椎症，頸椎椎間板ヘルニアなど 腰椎疾患：腰椎症，腰椎椎間板ヘルニアなど

＊ Ⅱ-23 関節痛の原因疾患 ＊

19 四肢痛 英文 melalgia

概念

上肢（上腕，前腕，手）または下肢（大腿，下腿，足）に痛みを訴える状態をいう。

病態生理

局所の外傷，炎症，腫瘍のほか，脊椎疾患の放散痛のこともある。

原因疾患

四肢痛の原因疾患をⅡ-24に示す。四肢痛の原因は患者の年齢層によって差異がある。若年者ではスポーツや外傷が原因となることが多く，中高齢者になると，骨の変性や椎間板ヘルニアが原因となって発症することが多い。

栄養アセスメント

局所性の四肢痛では栄養状態には影響が少ない。ただし，下肢の骨折などで長期間臥床した場合，患肢の筋肉が萎縮することがある。

対処

筋肉痛などには安静にして鎮痛薬を使用するが，脊椎疾患や腫瘍の場合には整形外科的手術が必要になる。

アドバイス

四肢痛も頻度的には多い症状である。

頸椎症では，左右いずれかの上肢に痛みが生じるが，痛みのほかにしびれなどの感覚異常を伴うことが多い。

局所的疾患	**外傷**：骨折，打撲など **慢性疾患**：筋肉痛，腱鞘炎など **悪性腫瘍**
脊椎疾患	**頸椎疾患**：頸椎症，頸椎椎間板ヘルニアなど **腰椎疾患**：腰椎症，腰椎椎間板ヘルニアなど
内科的疾患	**ホルモン分泌異常**：副甲状腺機能亢進症など

* Ⅱ-24 四肢痛を来す疾患 *

20 運動麻痺　英文 motor paralysis

概念

運動中枢から末梢神経を経由して筋線維を収縮させるまでの経路のどこかに障害があって，思ったように運動できない状態を運動麻痺，または単に麻痺という。

病態生理

運動は，大脳皮質運動野からの命令が内包，脳幹，脊髄，末梢神経，神経筋接合部を経て筋肉へ伝達され，実行される（Ⅱ-25）。この経路のいずれかに出血，梗塞，腫瘍，外傷，変性などが起きると運動がスムーズにできなくなる。大脳皮質運動野から脊髄前角細胞までを上位ニューロンといい，ここでシナプスを変えて脊髄前角細胞から筋線維まで至る神経を下位ニューロンという。

上位ニューロンの障害では，筋緊張が亢進し，筋萎縮はみられない痙性麻痺の状態となる。腱反射が亢進し，バビンスキー反射などの病的反射が出現する。

下位ニューロンの障害では，筋緊張は低下し，筋萎縮を伴う弛緩性麻痺を起こす。腱反射は減弱し，病的反射はみられない。

原因疾患

脳血管障害，外傷，退行性疾患などで運動麻痺を生じる（Ⅱ-26）。脳出血や脳梗塞などでは上位ニューロンが障害され，痙性麻痺になる。一方，外傷や退行性疾患では下位ニューロンの障害で弛緩性麻痺になることが多い。

栄養アセスメント

運動麻痺があって動かせない四肢には筋肉の萎縮が起こっている。

対処

原因疾患の対応とリハビリテーションを行う。

アドバイス

麻痺の程度から，完全に運動ができない完全麻痺(paralysis)と，十分に運動のできない不全麻痺(paresis)に分けられる。麻痺のタイプには，片側の上肢または下肢のみに麻痺がある単麻痺，片側上下肢に麻痺がある片麻痺，両側下肢に麻痺がある対麻痺，四肢すべての麻痺である四肢麻痺とに分けられる。障害を受けた部位によって麻痺のタイプが異なる。

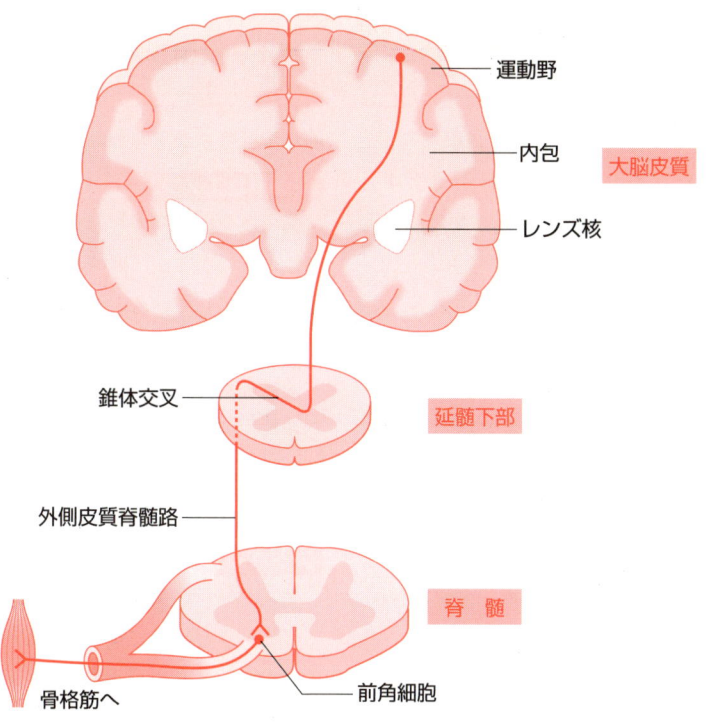

運動野
内包
大脳皮質
レンズ核
錐体交叉
延髄下部
外側皮質脊髄路
脊髄
骨格筋へ
前角細胞

* Ⅱ-25 運動の命令 *

脳血管障害	脳出血，脳梗塞など
外傷	頭部外傷，脊椎の脱臼・骨折
退行性疾患	変形性頸椎症，変形性脊椎症，骨粗鬆症，椎間板ヘルニア，靱帯骨化症など
膠原病	全身性エリテマトーデス（SLE），関節リウマチ（おもに頸椎病変）
腫瘍	脳・脊髄腫瘍，原発性脊椎腫瘍，悪性腫瘍の脊椎転移，多発性骨髄腫，悪性リンパ腫，白血病など
感染症	ウイルス感染症，脊椎感染症（化膿性脊椎炎，結核性脊椎炎など）
代謝性疾患	糖尿病など

* Ⅱ-26 運動麻痺を来す主な疾患 *

21 歩行障害 gait disturbance

概念

健康な状態での歩行ができず，「足が前にでない」「足が突っ張る」「ふらつく」といった状態をいう。

病態生理

歩行動作は，骨・関節・筋肉などの運動器，運動神経系（錐体路，錐体外路，小脳，前庭神経系，下位運動ニューロン），感覚神経系（深部覚，視覚など）が構造的にも機能的にも密接に関連し合って行われている。そのいずれかの機能が障害されれば，歩行動作が障害される。

原因疾患

神経系，運動器の疾患により特徴的な歩行障害があらわれる（Ⅱ-27）。

栄養アセスメント

脳出血や脳梗塞で片麻痺になると痙性歩行になるが，麻痺した四肢の筋肉が萎縮している。

対処

関節炎や神経痛で歩行障害のあるときは，消炎鎮痛薬などで治療すると改善する。脳梗塞による痙性歩行などにはリハビリテーションを行う。

アドバイス

ヒステリー性歩行では，衆人が見ていると歩行困難になるが，誰も見ていないと健常に歩く。心療内科や精神科専門医に相談する。

異常歩行のタイプ	原因疾患
痙性歩行（挟み足，尖足）	脳・脊髄疾患（脳出血，脳梗塞）
失調性歩行（酩酊）	小脳・脊髄・迷路疾患（小脳出血）
小刻み歩行	パーキンソン病，パーキンソン症候群
鶏足歩行	末梢性神経疾患（下垂足，腓骨神経麻痺，腰椎椎間板ヘルニア）
動揺性歩行	筋疾患
疼痛性歩行	神経痛
関節障害性歩行	関節疾患（関節炎）
間欠性歩行	腰部脊柱管狭窄症，閉塞性動脈硬化症（バージャー病）
ヒステリー性歩行	ヒステリー

* Ⅱ-27 典型的な歩行障害と原因疾患 *

III
身体徴候からみた
身体異常，疾病

　種々の身体異常や疾患によって発生する身体徴候を把握することは，栄養アセスメントの一つとして重要である。この章では典型的な身体徴候について解説する。

22 体重減少, るい痩 英文 weight loss, emaciation, leanness

概念

脂肪組織だけでなく，筋肉組織のタンパク量が減少した状態である。肥満度が－10～－20％を体重減少，－20％未満をやせ（るい痩）とすることが多い。

病態生理

体重の減少及び増加は，体内の水分（主に組織間液，血漿など），脂肪組織量，除脂肪組織量（筋肉，骨など）の増減によって生じる。

体重の減少，すなわちやせは，体内の脂肪組織及び除脂肪組織が減少し，体重が著明に低下した状態をいう。

原因疾患

生来やせていて身体の機能には異常のない単純性やせ（体質性やせ）と，基礎疾患が原因となってやせてくる症候性やせがある。

単純性やせは，食物不足やダイエットが原因となり，摂取するエネルギー量が不足して体重が減少する。

症候性やせは，神経性食欲不振症にみられるような精神的影響や，消化器疾患のために食事の摂取が不十分であったり，吸収不良の場合に起きる（Ⅲ-1）。また，代謝の亢進，内分泌疾患（甲状腺機能亢進症，下垂体機能低下症，アジソン病，糖尿病など）などでもみられる。

原因となる器質的あるいは精神疾患がないのに著しいやせが長期間続き，内分泌異常・代謝異常を伴う状態を神経性食欲不振症（anorexia nervosa）といい，若い女性でやせようとして食べなくなることがきっかけになったりする。

栄養アセスメント

身体計測を行って判定する。やせが認められた場合には，種々の検査を行って単純性か症候性かを鑑別する。

悪性腫瘍や肺結核などの重症あるいは慢性消耗性疾患では，末期に高度のやせとなる。皮膚は乾燥して弛緩し，眼窩や両頬がくぼみ，特徴的な顔貌となる。このように極端にやせが進んだ状態を悪液質（cachexia）と呼んでいる。予後が不良であることを示す。

対処

　症候性やせでは，原因となった基礎疾患に対する治療が必須である。栄養補充を目的として，適切なエネルギーと栄養素のバランスがとれた食事を行う。必要により，経鼻腔栄養，経中心静脈による高カロリー輸液を行う。

アドバイス

　体重が少なくても長期間一定しており，日常生活に支障のない場合には病的な疾患とはみなされない。しかし，-20%以下の体重減少や，1ヶ月に1kg以上の体重減少が持続して起きる場合には器質的な疾患を有している可能性があるので，検査を行って原因を究明し，対策を立てる必要がある。

食物摂取量の低下	**食物不足**：栄養失調 **食欲不振，拒食**：食欲中枢異常（脳腫瘍，脳血管障害），精神神経疾患（不安神経症，うつ病），消化管疾患（胃炎，胃潰瘍，胃ガン），全身性疾患（感染症，肝不全，腎不全，妊娠中毒，悪性腫瘍，高カルシウム血症），中毒（薬物中毒，アルコール中毒），その他（神経性食欲不振症） **食物通過障害**：食道ガン，球麻痺
消化・吸収の障害	**消化管の異常**：切除胃，膵炎 **吸収の異常**：潰瘍性大腸炎，吸収不良症候群，慢性下痢，小腸手術後
栄養素の利用障害	**先天性代謝異常**：ガラクトース血症，リピドーシス **ホルモン作用異常**：糖尿病，アジソン病 **その他**：肝不全，鉛中毒，ヒ素中毒
基礎代謝の亢進	**ホルモン作用異常**：甲状腺機能亢進症，褐色細胞腫 **その他**：悪性腫瘍，感染症，覚醒剤中毒
摂取エネルギーの喪失	**寄生虫症**：条虫症，回虫症 **尿細管異常**：ファンコニ症候群，腎性糖尿 **体液の喪失**：外傷，外科手術

＊Ⅲ-1 体重減少の原因疾患＊

23 体重増加，肥満 英文 weight gain, obesity

概念

体内の脂肪組織が，過剰に増加した状態をいう。肥満症とは，肥満度｛(実測体重−標準体重)÷標準体重｝が20％以上の場合か，Ⅲ-2のようにBMI（Body Mass Index）が25以上の場合で，肥満による健康障害がみられたり，肥満が原因となって健康障害を起こす危険性が高いと考えられることをいう。

病態生理

肥満はエネルギーの供給と消費のバランスが正に傾くことにより，脂肪組織が身体に過剰に蓄積して生じる。

原因疾患

肥満の原因としては，エネルギーの取り過ぎもしくは体質に基づく単純性肥満（本態性肥満，原発性肥満）が最も多く，肥満者の約90〜95％を占める。内分泌疾患・視床下部障害（間脳腫瘍など）・遺伝性疾患（ローレンス-ムーン-ビードル症候群など），薬剤服用（副腎皮質ステロイド薬など）など，何らかの基礎疾患があって肥満になるものを症候性肥満という。

症候性肥満としては内分泌疾患によるものが多く，副腎機能亢進症（クッシング症候群），性腺機能不全，甲状腺機能低下症などがある。

原発性肥満のうちでは医学的見地から減量治療が必要なものを肥満症と定義する。これには，肥満に基づく合併症（糖質代謝異常，高脂血症，高血圧，脂肪肝，睡眠時無呼吸症候群，心機能異常，整形外科的異常など）をすでに有するものと，現在は合併症を有していなくても減量しなければ将来合併症が発症すると予測される内臓脂肪型肥満がある。

栄養アセスメント

身体計測を行って肥満を判定する。腹部CT検査で，臍のレベルで腹腔内内臓脂肪面積（V）と皮下脂肪面積（S）との比（V／S比）が0.4以上を内臓脂肪型肥満，0.4未満を皮下脂肪型肥満とする（Ⅲ-3）。

対処

まず食事療法を行って摂取エネルギーを調節し，体脂肪を減らす。また，行動（精神）療法により，食生

活の改善が肥満の治療になるということを自覚させ，適切な食事療法を実行するようにする。治療の動機付け，基礎代謝の亢進に運動療法も有用で，高血圧などの合併症がなければ，1日1万歩の歩行を指導する。重症例では胃縮小術を行うことがある。

> **アドバイス**
>
> 脂肪の分布から，①上半身肥満，下半身肥満，②中心性肥満，末梢性肥満，③内臓蓄積型肥満，皮下型肥満に分類される。
>
> 高脂血症，糖尿病，高血圧，虚血性心疾患など肥満に伴う代謝異常は，上半身肥満，中心性肥満，内臓蓄積型肥満のほうに多く発生する。

BMI	判　定	WHO基準
<18.5	やせ	低体重
18.5≦～<25	正　常	正　常
25≦～<30	肥満（1度）	前肥満
30≦～<35	肥満（2度）	Ⅰ度
35≦～<40	肥満（3度）	Ⅱ度
40≦	肥満（4度）	Ⅲ度

＊ Ⅲ-2 **体重増加の判断基準** ＊
BMIは体重(kg)÷身長(m)÷身長(m)により算出する。
標準体重（理想体重）はBMI22とする。

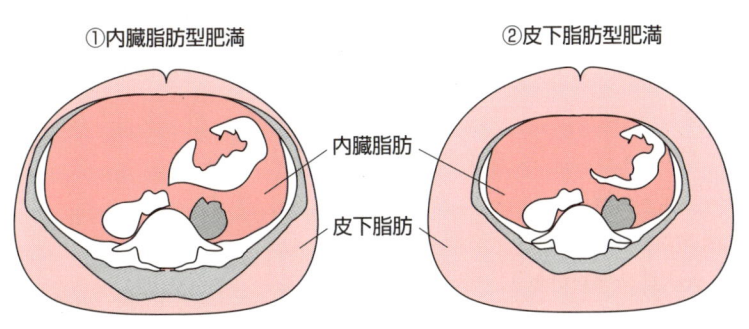

①内臓脂肪型肥満　　　　　　　②皮下脂肪型肥満

内臓脂肪
皮下脂肪

＊ Ⅲ-3 **肥満型を調べる腹部CT検査** ＊
内臓脂肪型肥満では内臓の中に脂肪が多くついているが，皮下脂肪型肥満では皮膚と内臓の間の皮下に脂肪が厚くついている。

24 低身長・高身長

英文 dwarf, giantism

概念

成長の異常により，同性・同年齢の身長の平均値−2SD（標準偏差）以下を低身長，平均値＋2SD以上を高身長とする。

病態生理

成長の異常は，遺伝的素因，体質的素因，母胎内環境，生後の内分泌環境，栄養状態などが複雑に作用して発生する。

原因疾患

低身長には，生理的低身長，病的低身長，先天性低身長がある（Ⅲ-4）。生理的低身長は家族性のことなどがあり，病的低身長には内分泌疾患，栄養障害，代謝性疾患などがある。先天性低身長は，染色体異常，先天性骨系統疾患，先天性代謝異常などの先天性疾患によって起こることと，胎児が子宮内で発育不全を起こして発症する場合がある。

高身長にも生理的及び病的高身長，先天性高身長があり，病的高身長には内分泌疾患，代謝異常症などがある（Ⅲ-5）。

栄養アセスメント

身体計測を行う。単に身長の計測だけでなく，全身の身体的均整にも留意する。先天性疾患には特有な体型を示すことがある。

対処

内分泌疾患や代謝疾患がある場合には，原疾患の治療を行う。下垂体性小人症には，低年齢から成長ホルモンの補充療法を行う。

アドバイス

下垂体腺腫などによって，下垂体から分泌される成長ホルモンが過剰な場合，骨端線が閉じる思春期以前なら下垂体性巨人症になり，骨端線の閉鎖後なら先端巨大症になる。先端巨大症（末端肥大症）では，前額部，眉部，顎などが肥大化して特有な顔貌になる。手と足も大きく，手は鋤のようになる。

生理的低身長		家族性低身長 思春期遅発を伴う体質性成長遅延
病的低身長	内分泌性	成長ホルモン欠乏症（下垂体性小人症, 特発症, 続発性） 愛情遮断症候群 成長ホルモン抵抗性症候群 甲状腺ホルモン欠乏症（クレチン症, 後天性甲状腺機能低下症） グルココルチコイド過剰症（クッシング症候群, ステロイド投与） 思春期早発症 偽性副甲状腺機能低下症
	栄養・代謝性	栄養摂取不足 糖尿病, 尿崩症 中枢神経疾患（知能障害） 慢性疾患（腸, 腎臓, 肝臓, 肺）
先天性低身長	染色体異常	ターナー症候群 ダウン症候群
	先天的骨系統疾患	軟骨異栄養症, 骨形成不全
	異型症候群を伴う小人症	早老症（ウェルナー症候群）
	子宮内発育遅滞	風疹, サイトメガロウイルス感染, アルコール中毒, 抗痙攣薬服用
	先天性代謝異常	ムコ多糖症 アミノ酸, 糖, 脂質, 核酸の代謝異常

* Ⅲ-4 低身長を来す主な疾患 *

生理的高身長	家族性体質性高身長
病的高身長	成長ホルモン過剰分泌（下垂体性巨人症） 思春期早発症 クラインフェルター症候群 マルファン症候群 ホモシスチン尿症
先天性高身長	脳性巨人症 糖尿病の母からの巨大児

* Ⅲ-5 高身長を来す主な疾患 *

25 脱水　英文 dehydration

概念

体液量，すなわち細胞外液量が減少した状態を脱水という。体液の主要成分である水と溶質，特にNa（ナトリウム）が体外に喪失して発生する。

病態生理

脱水には次の3つのタイプがある。

第1は水欠乏性脱水で，Naに比べて水の喪失が多い場合である。水分が多く失われる結果として，細胞外液の浸透圧が上昇し，高張性脱水となる。水分摂取不足，腎臓からの水分過剰喪失（糖尿病，尿崩症，急性腎不全の利尿期など），腎臓以外からの水分過剰喪失（下痢，発熱，発汗過多，過換気など）などが原因になる。患者は強い口渇を訴え，飲水や輸液によって改善する。

第2はNa欠乏性脱水で，水に比べてNaが多く失われる場合である。細胞外液の浸透圧が低下し，低張性脱水になる。下痢，嘔吐，発汗過多，熱傷などで体液が喪失した際に水分のみが補給された場合や，慢性腎不全の多尿期やアジソン病などで腎臓からNaが喪失する場合に発生する。細胞外液が低張性のために水分が細胞外から細胞内へと移動し，細胞内水中毒の状態となる。このため，脳浮腫を起こし，意識障害を生じる。軽症では，立ちくらみ，倦怠感，脱力感などを感じる程度であるが，脱水が進むにつれ，無関心，無欲状態，さらに傾眠，昏睡となり危険な状態になる。

第3は，水とNaが同じ割合で失われる等張性脱水（混合性脱水）である。細胞内外の浸透圧が等張なので水の移行を生じにくく，細胞外液量が減少して，めまい，立ちくらみ，脱力感，倦怠感などが訴えられる。口渇は軽度である。

脱水の多くは混合型である。

原因疾患

水分摂取不足，体外への水分喪失などが原因となって脱水になる（Ⅲ-6）。

栄養アセスメント

意識状態，血圧，脈拍，体重，尿量，皮膚や口腔粘膜の乾燥度，皮膚の弾力性などを観察する。

対処

脱水の重症度，原因を特定し，適正な水分・電解質補給を行う。小児では発熱や嘔吐，下痢などによって容易に脱水を起こす。適正な水分・電解質の補給を行い，全身管理を行うことが重要である。

アドバイス

脱水が高度になると意識障害を起こして危険なこともある。特に高齢者では脱水になっていても自覚症状を訴えないことがあり，早期に発見して水・電解質バランスを適切に是正しなければならない。

水欠乏性脱水（高張性脱水）	
水分摂取障害・摂取不足	水の補給ができないとき：海上，山岳，砂漠での遭難 嚥下障害・不能：意識障害，麻酔時，消化管疾患，悪心，衰弱 口渇感の障害：視床下部の腫瘍，外傷
腎外性水分喪失	消化管からの喪失：比較的軽症の下痢，小児の下痢 皮膚からの喪失：発熱，発汗過多 肺からの喪失：過換気，気管切開
腎性水分喪失	浸透圧利尿：糖尿病，高カロリー輸液 尿濃縮力の低下：尿崩症，慢性腎不全，急性腎不全の利尿期，低K血症，高Ca血症
医原性	混合性脱水に対する等張液（生理食塩水など）の不適切な補給
Na欠乏性脱水（低張性脱水）	
腎外性体液喪失	消化管からの喪失：嘔吐，下痢，消化管出血，消化液の吸引 皮膚からの喪失：高度の発汗，熱傷，日射病・熱射病
腎性体液喪失	食塩喪失性腎疾患：慢性腎不全 副腎皮質機能不全：アジソン病 利尿薬の過剰投与
血管外への体液移行	腹腔内や腸管への貯留：腸閉塞，腹膜炎 熱傷による浮腫・水疱形成
医原性	混合性脱水に対する低張液の不適切な補給

＊Ⅲ-6 脱水を来す主な疾患＊

26 意識障害　英文 consciousness disturbance

概念

正常な意識が損なわれた状態を意識障害という。意識障害には，意識の清明度の低下（量的な変化）と，意識内容の変化（質的な変化）とがある。

病態生理

意識が正常とは，自己を正しく認識し，周囲に対して適切に反応できる状態であり，脳幹網様体賦活系と視床下部調節系が重要な役割を果たしている。この調節系が障害されると意識のレベルが低下したり，幻覚・妄想・錯覚などによる不安や興奮状態になる。

原因疾患

意識障害は，脳幹網様体の障害を起こす限局性の脳幹病変や大脳皮質を広範囲に傷害する病変でも起きる。その原因が脳内の病変である場合（一次性脳障害）と，脳以外の全身性障害が原因である場合（二次性脳障害）がある（Ⅲ-7）。

栄養アセスメント

意識の清明度の評価には，清明，傾眠，昏迷，半昏睡，深昏睡という5段階評価や，JCS（Japan coma scale）による3-3-9度方式が用いられる（Ⅲ-8）。意識障害のある患者では慎重に経過を観察する必要があり，このために定量的な評価法としてJCSの分類がよく用いられる。

意識内容の変化，すなわち意識の変容には，せん妄（意識レベルが変動しやすく，幻覚などを伴いやすい状態）やもうろう状態（正常の意識と変容した意識が混ざり合い，部分的にはその間のことを追想できる状態），錯乱状態（意識低下は比較的軽いが，困惑や錯乱が前景に立つ状態）などがある。

これらは患者の言動を注意深く観察して判断する。

対処

意識障害を認めた場合には，原因を検索しつつ，適切な処置を迅速に行う必要がある。特に脳血管障害などによる意識障害には緊急の処置を要する。

呼吸，循環などバイタルサインをチェックし，異常があれば呼吸・循環系の管理を行う。

一次性脳障害	**脳血管障害**：脳出血，脳梗塞，クモ膜下出血，硬膜下血腫，硬膜外血腫 **脳腫瘍** **てんかん** **炎症**：髄膜炎，脳炎
二次性脳障害 （全身性障害）	**循環障害による脳低酸素症**：不整脈（アダムス・ストークス症候群），心筋梗塞，ショック，高血圧性脳症 **低酸素血症**：慢性閉塞性肺疾患，肺炎，重症貧血 **内分泌障害**：低血糖性昏睡，糖尿病性昏睡，甲状腺クリーゼ **代謝障害**：尿毒症，肝性昏睡

* Ⅲ-7 意識障害を来す主な疾患 *

Ⅰ	刺激しないでも覚醒している状態
1	意識清明とはいえない。
2	見当識障害がある。
3	自分の名前，生年月日が言えない。
Ⅱ	**刺激すると覚醒する状態（刺激をやめると眠り込む）**
10	普通の呼びかけで容易に開眼する。
20	大きな声または体を揺さぶることにより開眼する。
30	痛み刺激を加えつつ呼びかけを繰り返すと，かろうじて開眼する。
Ⅲ	**刺激をしても覚醒しない状態**
100	痛み刺激に対し，払いのけるような動作をする。
200	痛み刺激で少し手足を動かしたり，顔をしかめる。
300	痛み刺激に反応しない。

* Ⅲ-8 JCS（3-3-9度方式）による意識レベル分類表 *

意識レベルに加え，不穏状態（restlessness）がみられるようであればR，同様に尿失禁（incontinence）はInc，慢性意識障害（akinetic mutism または apallic state）はAを最後に付ける。たとえば，皮膚をつねったりして，痛み刺激を加えても覚醒はしないが，払いのける動作を起こし，さらに失禁がみられるようであれば，100-Incと記載する。

アドバイス

　脳幹にみられる網様体賦活系とは、延髄から橋・中脳、一部視床・視床下部にわたり、その中心の軸となるところに大型と小型の神経細胞が樹状突起、軸索、側枝とともに網様の構造をなしてる部分をいう（Ⅲ-9）。睡眠覚醒周期に重要な役割をもつ。

　幻覚は現実には存在しないものをあたかも存在しているように感じるもので、錯覚は存在しているものを実際のものとは違ったものとして認識する状態である。

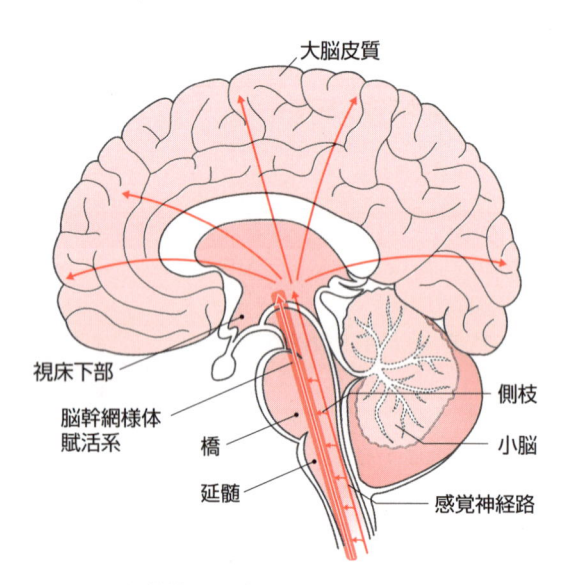

＊Ⅲ-9 網様体賦活系のつながり＊

27 感情障害　英文 disturbance of feeling

概念

精神状態は，意識，感情，認識，知能などの機能が統合されてあらわれる。このうち，感情は外的刺激に対する，喜び・怒り・悲しみ・愉快・憂うつなどといった精神的反応をいい，個人の普段の感情が障害された状態を感情障害とする。

病態生理

感情の変化には以下のようなものがあり，神経疾患，その他の器質性疾患，心身症や神経症，内因性の精神疾患などでみられる。

①**不安状態（anxiety state）** じっとしていられないほどに強い苦しみの感情で，不安神経症などにみられる。胸内苦悶，呼吸困難，冷や汗，頻尿，不眠など多彩な自律神経症状を伴うことが多い。

②**抑うつ状態（depressive state）** 気分が沈みがちで，絶望感，自責感などがあらわれる状態。外界に対する関心や意欲がなく，ささいなことを心配する。

③**躁状態（mannic state）** 気分が高揚し，外界の状況を無視して感情を表して行動に移す状態で，一見すれば上機嫌に見える。多弁で，話題が次から次へと飛躍するのが特徴である。

④**多幸症（euphoria）** 異常な，あるいは誇張された爽快気分をいう。躁状態とは異なり，行動の促進は伴わない。多発性硬化症，進行麻痺など脳の器質的疾患でみられる。

原因疾患

脳血管障害などの神経系疾患や，精神疾患で起こる。

栄養アセスメント

患者の言動を観察して判断する。不安や抑うつ状態が患者の表情にあらわれている場合もある。

対処

心理的カウンセリングを行う。抗うつ薬などで薬物療法を行うこともある。

アドバイス

高齢者や疾病に罹っている患者では，抑うつ状態になっていることが多い。

28 痙攣　英文 cramp, convulsion

概念

全身または一部の筋肉が突発的に意志と関係なく激しく攣縮する状態である。

病態生理

筋肉の攣縮が持続的に起きるものを強直性痙攣，攣縮と弛緩が交互に繰り返すものを間代性痙攣という。

原因疾患

痙攣は，特発性のてんかん，脳血管障害や脳腫瘍など脳神経系疾患で見られるほか，代謝異常症（低血糖，糖尿病性昏睡，尿毒症，肝性脳症など），電解質異常，低酸素血症，アルコール中毒，薬物中毒，CO中毒，ショック，破傷風，ヒステリーなどで起きる（Ⅲ-10）。

てんかん大発作では，突然に強直性痙攣が始まり，意識消失，頭部及び眼球の偏位を起こし，やがて間代性痙攣に移行する。痙攣がおさまると深い睡眠状態に陥る。全経過は数十分から数時間にわたることがある。

てんかん小発作では，短時間の意識障害と眼瞼痙攣や手の軽い痙攣などを示す。

栄養アセスメント

てんかん発作では舌を噛まないように注意する。

対処

原因を明らかにして原因別に対応する。抗痙攣薬が発作の予防に有効なことがある。

アドバイス

小児，特に5歳以下で38℃以上の高熱が出た際に全身痙攣を起こすことがあり，熱性痙攣と呼ばれる。

- 脳血管障害（脳梗塞，脳出血）
- 感染症（脳炎，髄膜炎）
- 膠原病
- 変性疾患（アルツハイマー病）
- 心因性（ヒステリー）
- 脳腫瘍
- 頸部外傷
- 血管炎
- 代謝障害
- 中毒

* Ⅲ-10 痙攣発作を来す主な疾患（成人） *

29 チアノーゼ 英文 cyanosis

概念
皮膚と粘膜が暗紫赤色を呈する状態をいう。

病態生理
毛細血管内の還元ヘモグロビン濃度が5g/dL以上に増加した場合に出現する。

原因疾患
先天性心疾患（ファロー四徴症など），肺疾患，右心不全，心臓弁膜症，動静脈奇形，末梢循環不全，静脈血栓症などでみられる（Ⅲ-11）。

先天性心疾患では，還元ヘモグロビンを多く含む静脈血が動脈血に混入する場合にチアノーゼを発症する。

栄養アセスメント
皮膚がうすい口唇，頬骨部，鼻尖部，耳朶，爪床などで特に目立つ。

心疾患，肺疾患，異常ヘモグロビン血症などでは全身を循環する血液中の還元ヘモグロビン濃度が増加するので，チアノーゼは全身性に出現する。

これに対し，末梢循環不全や静脈血栓症では局所的に循環が障害されるもので，チアノーゼは局所的に発現する。

対処
先天性心疾患や動静脈奇形などには手術が行われる。

アドバイス
チアノーゼはヘモグロビン濃度が高い多血症では出現しやすく，逆にヘモグロビン濃度が低い貧血では出現しにくい。

動脈血酸素飽和度の低下	高地居住，先天性心血管奇形，心不全，呼吸機能障害
ヘモグロビン異常	異常ヘモグロビン血症
循環不全	寒冷，心不全，ショック，動脈閉塞，静脈閉塞
血流の分布異常	血管異常

Ⅲ-11 チアノーゼの主な原因

30 ショック 英文 shock

概念

ショックとは，心拍出量が低下したり，血管が虚脱して重要臓器に十分な血流が保たれず，組織が低酸素状態に陥って細胞代謝が障害された状態である。結果として，重要臓器の機能低下やアシドーシスによる諸症状が出現し，早期に適切な治療を施さないと悪循環を起こし，不可逆的な重要臓器不全が起こって死に至る。

病態生理

ショックを起こす原因から，ショックは血液量減少性，心原性，血液分布異常，閉塞性に分類される（Ⅲ-12）。

原因疾患

①血液量減少性ショックは，出血，広範囲熱傷，高度の下痢や嘔吐による体液の喪失などが原因で起きる。循環血液量が減少し，全身への血液供給が低下する。

②心原性ショックの原因としては急性心筋梗塞が最も多く，左室ポンプ機能低下によって心拍出量が低下する。

③血液分布異常によるショックは，グラム陰性桿菌感染症などの際のエンドトキシンショック，IgEを介したⅠ型アレルギー反応によるアナフィラキシーショックなどが原因で起きる。

血液量減少性	**血液・血漿の喪失**：出血（外傷，消化管出血など），火傷 **体液・電解質の喪失**：下痢
心原性	急性心筋梗塞，心筋炎，拡張型心筋症，不整脈，心タンポナーデ
血液分布異常	敗血症性ショック，アナフィラキシーショック，脊髄性ショック
閉塞性	肺塞栓，急性大動脈解離，大静脈閉塞

* Ⅲ-12 ショックの分類と主な原因 *

④閉塞性ショックは広義の心原性ショックで、肺塞栓(そくせん)などが原因で起きる。

栄養アセスメント

意識状態、血圧、脈拍、呼吸状態などのバイタルサインを確認する。

対処

ショックは常に救命救急の対象となる。症状としては、蒼白、虚脱、冷や汗、脈拍触知しない、呼吸不全の5つが重要で、これらを見た場合には、ショックとして対応する。初期対応として、気道確保、酸素投与、血管確保、昇圧を行いつつ、原因を検索し、原因に対する処置を早急に行う。

アドバイス

ショックの症状は、蒼白(pallor)、虚脱(prostration)、冷や汗(perspiration)、脈拍触知しない(pulselessness)、呼吸不全(pulmonary deficiency)の5Pと記憶しておくとよい。

身体が温かいのにショック？

複雑な働きをするのが人体である。同じ病気にかかっても、同じ症状や経過をたどるわけではない。

ショックでは、蒼白、虚脱、冷や汗、脈拍不触知、呼吸不全が特徴で、一般的には低体温となる。ところがむしろ体温の高くなるショックがある。感染症でショックになる場合である。しばしば細菌の毒素によって末梢血管抵抗が低下し、心拍数が増加し、皮膚が温かくなる。

症状や所見をみて栄養アセスメントを行うのが重要である。だが、複雑な人体を十分に考慮し、その都度判断が求められる。

31 黄疸 (おうだん)

英文 icterus, jaundice

概念

血清中のビリルビン濃度が増加し，皮膚が黄色くなった状態である。一般に血清ビリルビン値が2.0～2.5mg/dL以上のときに出現する。

病態生理

血中ビリルビンの大部分は，老化赤血球が崩壊したときに遊離するヘモグロビンに由来する（Ⅲ-13）。

まずヘモグロビンが化学変化を受けて間接（遊離）ビリルビンとなる。これは水に溶けにくく，アルブミンと結合して肝臓に運ばれる。肝細胞の中でグルクロン酸抱合を受け，水溶性の直接（抱合）ビリルビンとなる。

直接ビリルビンは胆汁酸，レシチンなどと結合して胆汁を形成し，肝臓から胆のう，胆管を経て十二指腸に排出される。そして腸管で腸内細菌の作用でウロビリノーゲンとなって大便中に排泄される。

ウロビリノーゲンの一部は腸管から再吸収されて血中に戻り，再び肝臓で利用される（腸肝循環）か，腎臓から排泄される。

黄疸は，ビリルビンが作られてから排泄されるまでのいずれかに異常があると血中ビリルビンが高値となって発生する。

原因疾患

ビリルビンの代謝過程に障害を及ぼす疾患で黄疸が出現する。すなわち，肝炎，肝硬変，肝ガン，胆石症，胆道炎などの肝胆道疾患や，溶血性貧血などでみられる（Ⅲ-14）。

栄養アセスメント

皮膚のほか，眼球結膜，口腔粘膜が黄色く染まる。

対処

黄疸を来した原因に対する治療を行う。胆石症や胆道ガンでは手術が行われる。

アドバイス

溶血性貧血では赤血球の崩壊が亢進して間接ビリルビンが優位に上昇し，肝胆道疾患ではグルクロン酸抱合や胆汁の排泄の障害があり，直接ビリルビンが優位に増加する。そこで，間接ビリルビンと直接ビリルビンを測定すれば，黄疸を来した疾患の鑑別に役立つ。

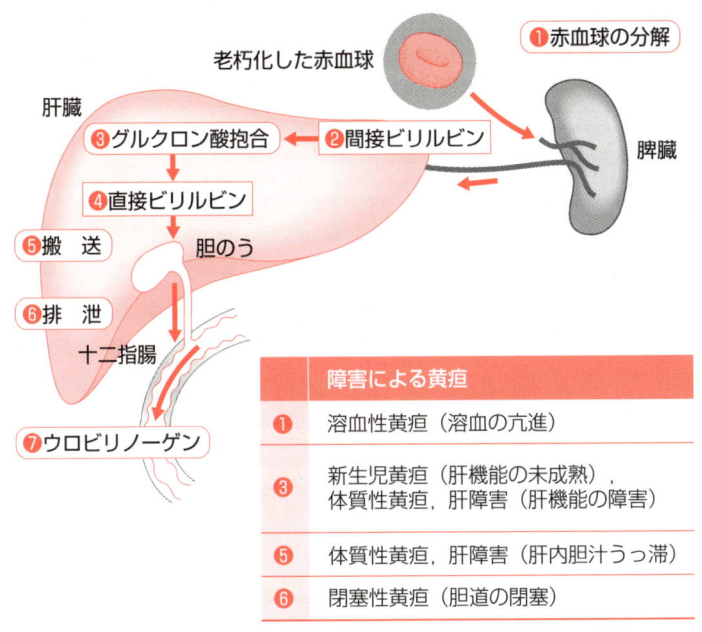

老朽化した赤血球
❶赤血球の分解
肝臓
❸グルクロン酸抱合 ← **❷間接ビリルビン**
脾臓
❹直接ビリルビン
❺搬 送　胆のう
❻排 泄
十二指腸
❼ウロビリノーゲン

	障害による黄疸
❶	溶血性黄疸（溶血の亢進）
❸	新生児黄疸（肝機能の未成熟），体質性黄疸，肝障害（肝機能の障害）
❺	体質性黄疸，肝障害（肝内胆汁うっ滞）
❻	閉塞性黄疸（胆道の閉塞）

* Ⅲ-13 ビリルビンの生成と排出 *

上昇するビリルビン	疾　　　　患
間接ビリルビン	**溶血性黄疸**：先天性・後天性溶血性黄疸 **新生児黄疸** **重症肝障害**：肝硬変，劇症肝炎 **体質性黄疸**：クリグラー・ナジャール症候群，ジルベール症候群
直接ビリルビン	**肝細胞障害**：急性肝炎，慢性肝炎，肝硬変，肝臓ガン **胆汁うっ滞**：肝内胆汁うっ滞，閉塞性黄疸 **体質性黄疸**：ローター症候群，デュビン・ジョンソン症候群

* Ⅲ-14 **黄疸を来す主な疾患** *

間接ビリルビンの上昇でみられる体質性黄疸は，診察などで偶然にみつかることが多いが，特別な治療をほとんど必要としないものである。

32 高血圧　英文 hypertension

概念

血圧が高い状態で，頭痛，頭重感，肩こりなどの症状を伴うことがある。

病態生理

血圧は循環系機能の状態を示す指標であり，きわめて重要なバイタルサインである。血圧とは，血液が血管壁に与える血管内圧のことをいう。通常は，動脈血圧を指す。

血管内圧は，心臓が収縮するときに最高となり，最高血圧もしくは収縮期血圧という。心臓の拡張期には血管内圧が最低となり，最低血圧または拡張期血圧と呼ぶ。最高血圧と最低血圧の差を脈圧という。

血圧の基準範囲は，日本高血圧学会の診断基準（2004年）によれば，最高血圧140mmHg，最低血圧90mmHg（140／90と記載する）以下を正常範囲とし，140／90以上を高血圧としている（p.106，Ⅳ-9）。年齢や性によって血圧はかなり異なるので，血圧は個々人に応じて適正値になるようにする。

原因疾患

原因が明確でない本態性高血圧が多いが，腎疾患，内分泌疾患，心血管異常などに伴う二次性高血圧もある（p.105，**49 高血圧症**を参照）。

栄養アセスメント

血圧の測定には，水銀柱の重さと釣り合わせる水銀血圧計がよく用いられる。

水銀血圧計を用いた方法では，聴診器を肘窩で上腕動脈の拍動を触れる部位に当て，圧迫帯（マンシェット，カフ）に空気を送入し，徐々に空気を抜く。心臓の拍動に一致して拍動音が聞こえ始める時点の血圧を最高血圧と判定する。さらに空気を抜いていき，拍動音が聞こえなくなったときの血圧を最低血圧とする。

対処

塩分の過剰摂取を防ぐ。ストレスを避け，睡眠を十分にとるようにする。腎疾患や内分泌疾患など，高血圧を来す原因疾患のある場合には原因疾患の治療を行う。

アドバイス

自動血圧計が普及し，家庭でも簡単に測定できるようになっている。

Ⅲ-15 家庭でできる自動血圧計
医師に血圧の測定を受けると，高血圧となってしまう「白衣高血圧」には，操作が簡単な自動血圧計を利用することが有効である。

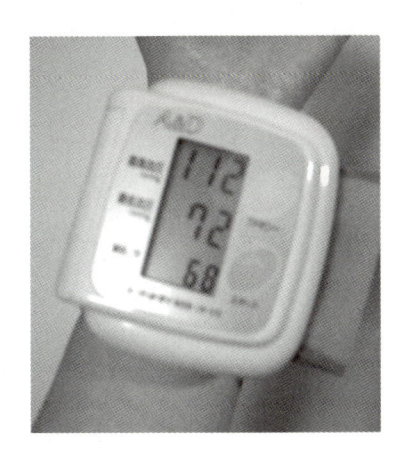

33 低血圧 （てぃけつあつ） 英文 hypotension

概念

低血圧症の定義は明確ではないが，一般に最高血圧が100mmHgの場合を低血圧症とする。

病態生理

原因が明らかでなく血圧の低い低血圧症と，脱水による循環血液量の低下や，内分泌疾患などに伴う症候性低血圧症がある。

原因疾患

本態性低血圧症が多い。症候性低血圧症の原因には，脱水，降圧薬服用，内分泌疾患（下垂体機能不全症，副腎皮質機能不全症など）などがある。

栄養アセスメント

血圧を測定し，最高血圧が100mmHg以下であることを確認する。

対処

本態性低血圧症で自覚症状のない場合には治療の必要がない。不定愁訴のある場合には，十分な睡眠と適度の運動を奨励する。症候性低血圧症には，原因疾患の対策と，必要に応じて血管収縮薬などを使用する。

アドバイス

本態性低血圧症の約10％に，易疲労感，動悸，不眠，食欲不振，吐き気などの不定愁訴がある。

34 不整脈　英文 arrhythmia

概念

健康人では心臓拍動はリズム正しく保たれているが、正常のリズムが乱れて心臓の拍動に異常がある病態を不整脈という。心拍数が多くなる頻脈性不整脈では、心臓の拍動が早くなり、心悸亢進を訴える。また、血液循環が適切に行われず、呼吸困難や失神などを起こすこともある。心拍数が少なくなる徐脈性不整脈では、脳循環障害によるめまいや、心臓拍出量の低下による心不全などを起こす。

病態生理

心臓の拍動は、洞結節が発する電気的興奮が刺激伝導系を伝わり、心筋を興奮して起きる（Ⅲ-16, 17）。電気的刺激の生成、もしくは刺激伝導系のいずれかに障害があると不整脈が発生する。電気的刺激発生に異常があるのは、洞結節での刺激発生に異常がある場合と、洞結節以外の部位で電気的刺激が発生する場合（異所性刺激生成異常）とがある（Ⅲ-18）。

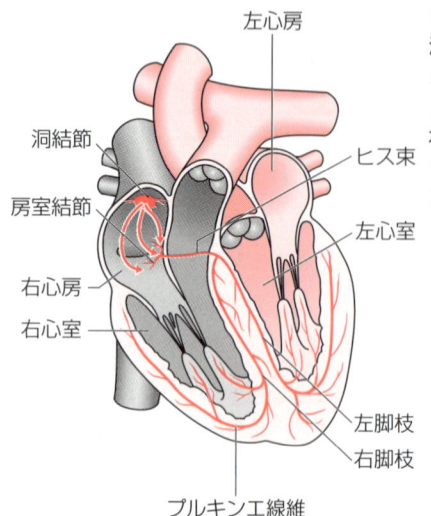

＊Ⅲ-16 心臓の刺激伝導系＊
洞結節で発した電気的興奮は、心房を収縮させた後、房室結節に集まる（P波）。そして、興奮はヒス束→左・右脚枝（QRS）→プルキンエ線維と伝わり、心室固有筋が心室を収縮させる。

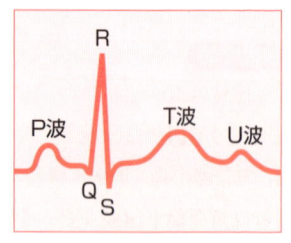

＊Ⅲ-17 心電図の波形＊

原因疾患

正常の心拍動のリズムは自律神経によって調節されている。すなわち交感神経は心拍を亢進し，副交感神経は抑制する。この自律神経系による調節に異常があると不整脈を起こす。種々の心疾患，甲状腺機能亢進症，電解質異常，薬物中毒などで不整脈がみられる。

刺激生成異常	洞徐脈，洞停止，洞性不整脈，ペースメーカー移動※，洞頻脈，期外収縮（上室性期外収縮，心室性期外収縮），発作性頻拍，心房粗動，心房細動，心室細動，補充調律・収縮
興奮伝導障害	洞房ブロック，心房内ブロック，房室ブロック，心室内伝導障害，ウォルフ・パーキンソン・ホワイト（WPW）症候群

* Ⅲ-18 **不整脈の種類** *

※【ペースメーカー移動】心房・心室結節まで刺激生成部位が移動するもので，洞調律から一過性に，あるいは反復性に歩調とりの刺激生成部位がかわることで起こる。

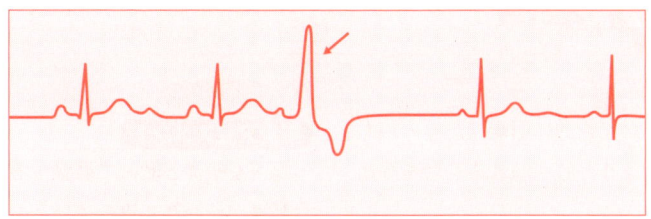

①心室性期外収縮：正常の心収縮とは異なる波形が不規則に出現する（矢印）。

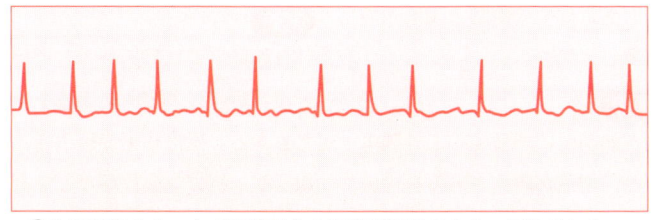

②心房細動：まったく不規則な心収縮が起こるため，P波がなく，QRSが不規則に出ている。

* Ⅲ-19 **心室性期外収縮と心房細動がみられる心電図** *

栄養アセスメント

脈拍を触診すると，脈が不規則になっている。確定診断を行うには心電図検査を行い，正常とは異なる心電図波形を確認する（Ⅲ-19）。

対処

まずは精神的緊張，飲酒，喫煙，コーヒーなど，自律神経の機能などに変化を及ぼして不整脈の発生を誘発する因子を控える。食事療法では，心不全のある場合は食塩摂取量を8g/日以下に制限する。虚血性心疾患のある場合には，高脂血症，糖尿病，高血圧などのコントロールを行う。さらに不整脈のタイプに応じた抗不整脈薬を投与したり，高度の不整脈には人工ペースメーカーを装着したり，副伝導路の焼灼術などを行う。

アドバイス

予後は基礎疾患によるが，生命予後の観点からは心室細動を除けば良好である。

35 腫瘤　英文 tumor

概念

境界が比較的に明瞭で，厚みのあるかたまりとして触れるものを腫瘤という。

病態生理

腫瘤のある部位の組織で細胞が過剰に増殖して起きる。

原因疾患

細胞が無制限に増殖する悪性腫瘍の場合と，増殖が限定される良性腫瘍がある。後者は境界が明瞭で，大きくなるのも限界がある。これに対して悪性腫瘍では境界は不明瞭で，増殖の抑制がない。

栄養アセスメント

局所を視診と触診で観察する。悪性腫瘍が疑われる場合には，全身状態も入念にチェックする。

対処

良性腫瘍では経過をみるだけのことが多いが，美容的に手術を行うこともある。悪性腫瘍では手術，放射線照射，抗ガン薬投与などを行って治療する。

アドバイス

悪性腫瘍は硬く，可動性が少ない。

36 黄色腫（おうしょくしゅ） 英文 xanthoma

概念
皮膚や皮下組織に生じる黄色の結節をいう。

病態生理
脂肪を含有する組織球が局所的に集合したもので、真の意味での腫瘍ではなく組織球の反応性増殖である。

原因疾患
Ⅰ，Ⅴ型高脂血症（高カイロミクロン血症）でみられるが、高脂血症に伴わないこともある。糖尿病に伴うこともある。

栄養アセスメント
顔，頸部，背部，臀部などにみられる。

対処
高脂血症では食事療法，運動療法を行う。

アドバイス
眼瞼にしばしばみられるが、これは高脂血症に特異的ではなく高脂血症がなくてもみられることがある。

37 アキレス腱肥厚（けんひこう） 英文 swelling of achilles tendon

概念
アキレス腱部に黄色腫ができて肥厚した状態をいう。

病態生理
家族性高コレステロール血症では特異的に腱黄色腫のみられることがあり、手背伸筋腱、肘、膝、アキレス腱などに認められる。

原因疾患
家族性高コレステロールに特徴的である。

栄養アセスメント
アキレス腱が肥厚している。X線軟線撮影もしくはゼロラジオグラフィによりアキレス腱が側面で最大径9mm以上あると肥厚と判定できる。

対処
高コレステロール血症を改善する。

アドバイス
家族性複合型高脂血症ではアキレス腱肥厚を伴わない。

38 腹水　英文 ascites

概念

腹腔内には30〜40mLの体液が生理的に存在するが、種々の原因によってそれ以上の液体が貯留している場合を腹水という。Ⅲ-20のように、患者の腹部が膨満する。

病態生理

腹水には、性状の違いから、淡黄色透明で非炎症性の漏出液と、外観上は混濁して血性ないし乳び状の滲出液とに分けられる。

漏出性腹水は、腹膜そのものには病変の主体がなく、肝硬変などでみられる門脈圧亢進、低アルブミン血症による浸透圧差、腎疾患による水とNaの貯留、抗利尿ホルモンの異常などが原因となる。

一方、滲出性腹水は、腹膜に炎症や腫瘍が存在して腹膜血管透過性が亢進し、血液成分が滲出して起きる。

原因疾患

腹水は肝疾患をはじめ、種々の疾患で生じうる（Ⅲ-21）。

栄養アセスメント

浮腫と同様に低タンパクなどの栄養不良で発生するので、栄養状態をチェックする。

対処

原因を解明し、原因疾患を治療する。対症的には塩分を制限し、利尿薬を使用する。

アドバイス

腹水が貯留するのは重症のことが多い。原因を確認して適宜対応する。特に悪性腫瘍で腹水が溜まったときの予後は不良である。

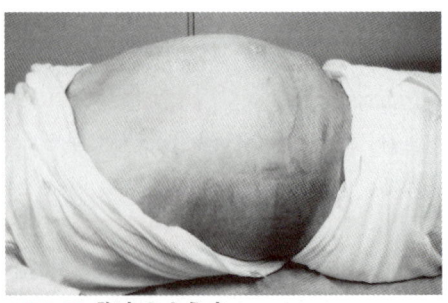

* Ⅲ-20 腹水のようす *

肝疾患	肝硬変，肝臓ガン，重症肝炎，日本住血吸虫症，バッド・キアリ症候群など
腎疾患	ネフローゼ症候群，腎不全など
心疾患	うっ血性心不全，収縮性心膜炎，弁膜症など
膵疾患	急性膵炎，膵臓ガンなど
腹膜疾患	ガン性腹膜炎，結核性腹膜炎，細菌性腹膜炎など
その他	栄養障害，門脈血栓症，フィラリアなど

＊Ⅲ-21 腹水を来す主な疾患＊

39 腹部膨満 英文 abdominal distension

概念

腹部膨満とは，腹部が張り，膨らんでいる状態をいう。自覚的な膨満感や緊満感を訴える場合も含まれる。

病態生理

原因としては腹部への気体貯留（腸管内ガスの増加による鼓腸），液体の貯留（腹水）が多いが，腹腔内や後腹膜臓器の腫瘤や妊娠子宮などによっても起きる。また，腹壁への脂肪貯留によっても起きる。腹腔内や後腹膜臓器の腫瘤では局在性の膨満であることが多いが，腹部全体が膨満することもある。

原因疾患

腸閉塞（イレウス），腹水，腹部腫瘤などで腹部が膨満する。

栄養アセスメント

体重，腹囲を計測する。

対処

原因疾患に応じて対処する。イレウスや腹部腫瘤では外科手術が必要になる。

アドバイス

肝硬変などによる腹水では，四肢や体幹がやせているにもかかわらず腹部が膨満している。

40 発疹 (英文) eruption

概念

発疹とは，皮膚にみられる肉眼的な変化をいう。健康な皮膚に最初に出現する原発疹と，原発疹あるいは他の続発疹に続いて二次的に出現する続発疹とがあり，種々の性状がある（Ⅲ-22）。

病態生理

発疹は，皮膚や粘膜の局所性の変化だけでなく，重症の全身性疾患の一部分症であることが少なくなく，見落とさないようにする。発疹が生じている場合，原因となった疾患によっては種々の発疹が組み合わさっていたり，経過とともに二次的に発疹が生じたり（続発疹），分布が変化することもある。

原因疾患

発疹が疾患の診断につながる特徴的なものもある。例として次のようなものがある。

①蝶形紅斑（butterfly rash） 鼻を中心に，両側頬部に蝶が羽を広げたような紅斑で，全身性エリテマトーデス（SLE）や皮膚筋炎などにみられる。

②結節性紅斑（erythema nodosum） 小動脈の炎症によって有痛性の硬結を触れる紅斑で，通常は1〜4cmの大きさである。下腿，まれには前腕に生じる。連鎖球菌感染症，ベーチェット病，潰瘍性大腸炎，サルコイドーシスなどにみられる。

③多形滲出性紅斑（erythema multiforme） 円形ないし楕円形で，大小不同の浮腫状紅斑が四肢伸側に多発している。中心部に水疱を形成していることもある。薬物アレルギー，ウイルス感染症，ワクチン接種後などにみられる。

④ヘリオトロープ紅斑（heriotrope erythema） 上眼瞼に紫紅色の発赤，腫脹があらわれ，皮膚筋炎に特徴的な所見である。

⑤手掌紅斑（palmar erythema） 母指球，小指球，手指の基節などが赤味を帯びた状態である。圧迫すると赤味は消えるが，圧迫をとくとすぐに赤くなる。慢性肝炎，肝硬変などの慢性肝機能障害でみられる。

栄養アセスメント

皮膚や粘膜をよく観察する。全身疾患の一部分症であることもあり、全身の診察も重要である。

対処

発疹を生じた原因に応じて対処する。軟膏やローションを使用することもある。

アドバイス

膠原病では特徴的な発疹の出ることがある。

斑※	紅斑	炎症性の血管拡張，充血で起こる発赤斑。湿疹，皮膚筋炎，薬疹，感染症，炎症性角化症，膠原病などでみられる。
	紫斑	出血によりできる紫紅色の斑。小さいもの（1～5mm径）を点状出血，大きいもの（1～5cm径）を溢血斑という。
	白斑	メラニン色素の減少による白色の斑。
	色素斑	メラニン色素の沈着などによる黒色や青色などの斑の総称。
丘疹・結節・腫瘤	丘疹	径1cm以下の限局性隆起性病変。
	結節	径1～3cmの限局性隆起性病変。皮下にできた炎症性のしこりは硬結という。
	腫瘤	径3cm以上の限局性隆起性病変。
水疱・膿疱	水疱	透明な水様の内容を有する病変。
	膿疱	表皮内水疱の内容が膿性になったもの。
びらん・潰瘍・亀裂・瘻孔	びらん	表皮レベルの組織欠損。
	潰瘍	真皮レベル以上の組織欠損をいう。
	亀裂	角質増生部に線状に生じた皮膚の裂け目。
	瘻孔	深部より続く皮膚の孔。
鱗屑・落屑・痂皮	鱗屑	皮膚上に厚く貯留した角質。
	落屑	鱗屑が脱落する状態。
	痂皮	分泌物が乾燥して硬くなった状態。
その他	萎縮	真皮の退行性変化で皮膚が菲薄化した状態。
	硬化	真皮の膠原線維もしくは基質の増加によって皮膚が硬く触れる状態。

＊ Ⅲ-22 発疹の種類と特徴 ＊

※【斑】表面が平坦であるが，その部分に色の変化（限局性色調変化）がみられる。

41 関節変形　英文 joint deformity

概念
関節が変形した状態で，左右差がみられることもある。

病態生理
関節を構成する骨，軟骨，靱帯などを障害する病変や，神経障害によって発生する。

原因疾患
①**外傷による関節変形**　関節の脱臼や骨折で関節が変形する。

②**小児の関節変形**　先天的に股関節脱臼や膝関節脱臼があったり，内反足など足の変形がみられたりする（Ⅲ-23, 24）。

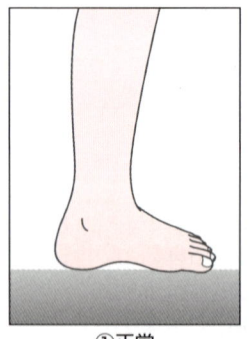

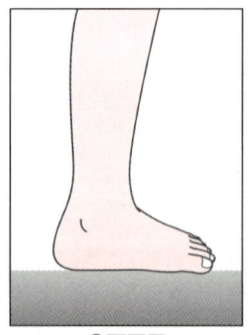

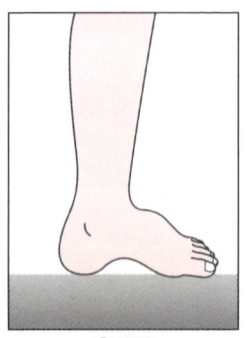

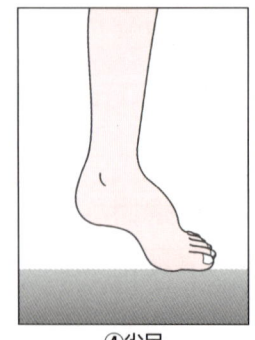

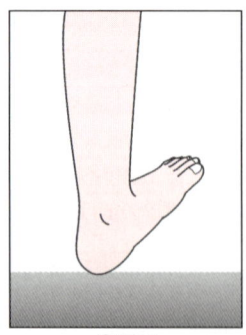

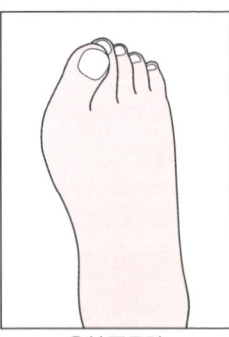

①正常　　②扁平足　　③凹足

④尖足　　⑤踵足　　⑥外反母趾

＊Ⅲ-23 足の変形①＊

また、変形が成長に伴って出現することもあり、内反膝（O脚）や外反膝（X脚）がみられる（Ⅲ-25）。

③**成人の関節変形** 外傷で関節が変形することが頻度的には多い。末梢神経の麻痺が原因で関節が変形することもある（Ⅲ-26）。関節リウマチや変形性関節症などの疾患でも関節が破壊され、変形を生じる（Ⅲ-27）。

栄養アセスメント

関節の状態を視診、触診する。

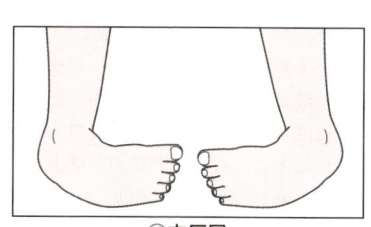

対処

矯正を行ったり、整形外科的手術を行うこともある。関節リウマチには薬物療法で炎症を抑え、関節の変形が進行するのを抑えるようにする。

アドバイス

かつて慢性関節リウマチと呼ばれたが、現在では関節リウマチという。

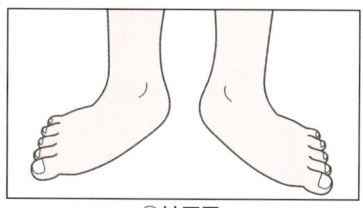

⑦内反足　　　⑧外反足

＊Ⅲ-24　足の変形②＊

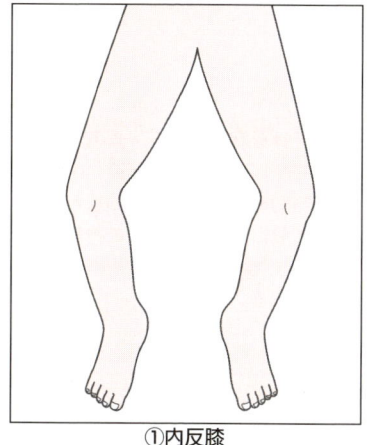

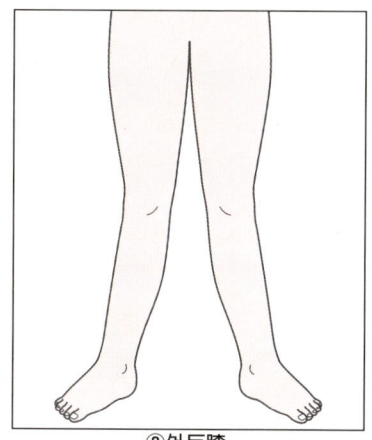

①内反膝　　　②外反膝

＊Ⅲ-25　膝の変形＊

母指球が
へこむ。

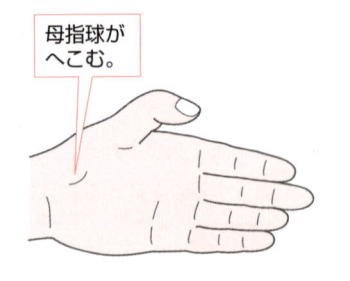

①正中神経麻痺による猿手：正中神経は，母指の屈曲，母指と小指の対立運動に関与する。この神経が麻痺を起こすと，母指球筋が萎縮して手が扁平となり，母指の屈折対立運動ができなくなる。

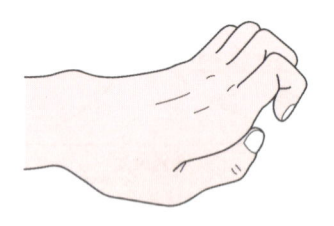

②尺骨神経麻痺による鷲手：尺骨神経は，虫様筋と骨間筋の運動に関与する。この神経が麻痺を起こすと，これらの筋肉が筋萎縮を来し，末節骨は屈曲してしまい，指が曲がったままになる。

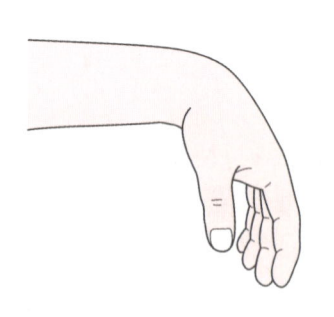

③橈骨神経麻痺による下垂手：橈骨神経は，前腕や手関節，中手指節関節，母指などの伸展と外転運動に関与する。この神経が麻痺を起こすと，手首がだらりと垂れる。

＊Ⅲ-26 末梢神経麻痺による手の変形＊

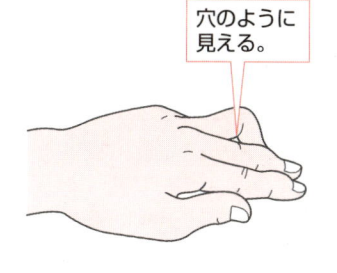

①ボタン穴変形：横から見るとボタンの穴のように見えるので，この名が付けられた。指の第二関節の炎症により第二関節が内側に第一関節が外側に反る。図では薬指が変形している。

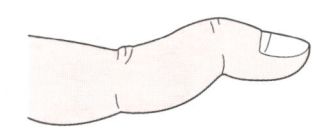

穴のように見える。

②スワンネック変形：曲がった指を横から見ると白鳥の首のように見えるので，この名が付けられた。ボタン穴変形と逆に，第二関節が外側に第一関節が内側に反る。

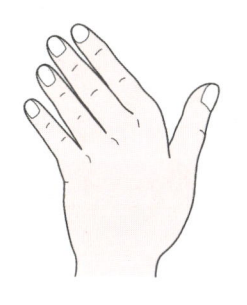

③手指尺側偏位：尺側とは小指側のことで，母指以外の4本の指が指の付け根の関節でずれを起こし，尺骨側へ向かって傾く。

＊Ⅲ-27 関節リウマチによる手の変形＊

糖尿病 diabetes mellitus の語源

　糖尿病患者の尿が甘いことは，すでに古代バビロニア人が気づいていた。尿が甘いことを歴史的に最初に報告したのは，1670年，チャールズⅡ世の侍医で王立協会員だったイギリスのトーマス・ウイリスとされる。diabetesとはサイフォンのことで，mellitusは蜜のように甘いことを指す。すなわち甘い尿がたくさん出る病気との意味である。

イヌイットには心臓病が少ないわけ

　極寒の地で過ごすグリーンランドのイヌイットは，心筋梗塞などの心臓病にかかりやすいと思われがちである。ところが意外と虚血性心疾患はイヌイットには少ない。そのわけは，彼らの食生活にある。実は，イワシ，サバ，ニシンなどを好んで食べる食生活は，強力な血小板凝集抑制作用を示す。

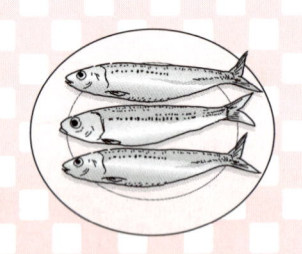

　これは，プロスタグランジンI$_3$などを生成するエイコサペンタエン酸（EPA）がふんだんに含まれるからだ。意外にも食生活が環境に適合している例といえよう。

IV 主要疾患の臨床症状, 徴候

この章では栄養管理や栄養療法が特に重要な疾患をとり上げ, 栄養アセスメントの参考になるように解説する。

42 糖尿病　英文 diabetes mellitus　略語 DM

概念

インスリン分泌不足もしくはインスリン感受性の低下により、インスリンの作用が障害されて血糖値の上昇を来し、代謝異常を呈する疾患である。長期間にわたって高血糖状態が続くと、網膜症、神経障害、腎症などの合併症を併発する。

糖尿病には、自己免疫機序によって膵β細胞が破壊されて絶対的にインスリンが欠乏する1型糖尿病と、それ以外の原因によって発症する2型糖尿病がある。

両者はインスリン分泌能の違いだけでなく、病因が異なる。我が国では2型糖尿病が多く、人口10万人当たり1.7人が発病し、600万以上の患者がいる。

成因と病態生理

1型糖尿病は、遺伝性素因に、ウイルス感染や免疫異常などが加わって発症する。若年者に多く、非肥満者に発症する。1型糖尿病では、発病初期に膵島抗原に対する自己抗体として抗グルタミン酸デカルボキシラーゼ抗体（GAD抗体）、膵島抗体、抗インスリン抗体などが証明されることが多く、自己免疫のメカニズムが関与しているとされる。

2型糖尿病は、遺伝性素因に、栄養の過剰摂取、運動不足などの環境因子が加わって発症する。中年以降の肥満者に多い。

症状

①**高血糖による症状**　口渇、多飲、多尿、全身倦怠感、体重減少などがある。

②**合併症による症状**　糖尿病性網膜症や白内障による視力低下、神経障害による四肢のしびれなどがある。

診断

血糖検査を主とするが、下記の情報も参考にして診断をする（p.98、Ⅳ-2）。

①**病歴**　家系内に糖尿病患者がいることが多い。

②**臨床症状**　口渇、多飲、多尿などの症状がある。

③**血糖検査**　尿糖、血糖、HbA1c、フルクトサミン、1,5AG、グルコアルブミンなどが異常になる。

④**ブドウ糖負荷試験** 75gのブドウ糖を経口負荷して,血糖,尿糖を調べる。

⑤**内分泌検査** 甲状腺ホルモン,ステロイドホルモンなどを測定し,甲状腺や副腎疾患が原因となって発症する二次性の糖尿病を区別する。

⑥**合併症の診断**
- 網膜症:眼底検査
- 神経障害:神経伝導速度検査
- 腎症:尿検査,尿微量アルブミン,BUN,クレアチニンなどの生化学検査
- 動脈硬化症:総コレステロール,中性脂肪

治療

血糖値が適正に保たれるように目標(Ⅳ-1)を置き,下記の治療を行う。

①**食事療法** 摂取エネルギーを制限し,肥満を是正する。摂取エネルギーは,理想体重×25(高度肥満では20)kcalとする。

②**運動療法** 運動は高血糖や高脂血症の是正に役立つ。

③**経口抗糖尿病薬** スルホニル尿素薬,ビグアナイド薬,αグルコシダーゼ阻害薬などを適宜使用する。

④**インスリン療法** 1型糖尿病患者には必須である。2型糖尿病患者でも経口薬が無効なときや,重症な合併症を伴っているときにはインスリン療法が必要である。

経過・予後

腎不全や動脈硬化症などの合併症の有無と程度に左右される。特に腎障害が進行して慢性腎不全になると人工透析が必要になる。

	血糖値(mg/dL) 空腹時	血糖値(mg/dL) 食後2時間	HbA1c (%)	コレステロール (mg/dL)	中性脂肪 (mg/dL)
優	70~110	150未満	6.1未満	200以下	150以下
良	140以下	200以下	6.1~7.0	201~220	151~200
可	170以下	250以下	7.1~8.0	221~239	201~249
不良	170以上	250以上	8.0以上	240以上	250以下

Ⅳ-1 糖尿病治療の目標

1回目血糖検査

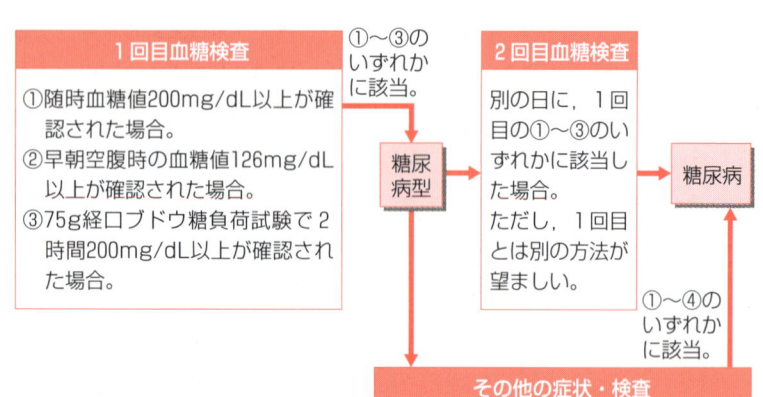

①随時血糖値200mg/dL以上が確認された場合。
②早朝空腹時の血糖値126mg/dL以上が確認された場合。
③75g経口ブドウ糖負荷試験で2時間200mg/dL以上が確認された場合。

①〜③のいずれかに該当。→ 糖尿病型

2回目血糖検査

別の日に、1回目の①〜③のいずれかに該当した場合。
ただし、1回目とは別の方法が望ましい。

→ 糖尿病

その他の症状・検査

①口渇、多飲、多尿、体重減少など糖尿病に特徴的な症状がある。
②HbA1cが6.5%以上。
③過去に高血糖を示した資料がある。
④糖尿病性網膜症がある。

①〜④のいずれかに該当。

Ⅳ-2 糖尿病の診断基準
糖尿病の診断が困難な場合は時期をおいて再検査する。また、分類や合併症などについても把握し、血糖値のみならず、家族歴や肥満の有無についての情報も参考にする。

43 高脂血症　英文 hyperlipidemia

概念

空腹時の血清中総コレステロール値が220mg/dL、トリグリセリド値が150mg/dLのいずれか、または双方を超える場合を高脂血症という。血中に増えているリポタンパク分画に基づいて分類される（Ⅳ-3）。

成因と病態生理

遺伝的素因により家族性に高脂血症が認められる原発性高脂血症と、種々の疾患や病態に続発する続発性高脂血症がある。

原発性高脂血症は、リポタンパクリパーゼ（LPL）欠損、アポタンパク異常、LDL受容体の障害、コレステロール・エステル転送タンパク（CETP）欠損などが原因となって発症する。

続発性高脂血症は、ネフローゼ症候群、甲状腺機能低下症、糖尿病、過食、肥満、長期の飲酒、運動不足などが原因となる。

症状

高脂血症だけでは自覚症状は乏しいが，高度または長期間の場合は，下記のような症状を起こす。

① **粥状動脈硬化症** 狭心症，心筋梗塞，脳梗塞，末梢動脈硬化症，大動脈瘤などを起こしうる。

② **急性膵炎** トリグリセリドが1,000mg/dL以上では急性膵炎を起こしやすい。

③ **黄色腫** 皮膚，腱などに脂肪が沈着する。

診断

血清脂質を検査する。遺伝子検査が必要なこともある。動脈硬化症などの合併症には，胸部X線検査，エコー検査，CT検査などが行われる。

治療

食事療法が基本である。食事療法のみで効果がないときには薬物療法を併用する。高度の高脂血症には，血漿交換やLDL吸着療法などの特殊療法を行うことがある。

経過・予後

トリグリセリドが400mg/dL以上のⅠ，Ⅳ，Ⅴ型では，急性膵炎，脾梗塞など，Ⅳ，Ⅴ型では脳梗塞，心筋梗塞などの血栓性疾患を併発しやすい。コレステロールが220mg/dL以上のⅡa，Ⅱb，Ⅲ型では虚血性心疾患，脱疽，脳梗塞などの粥状動脈硬化性病変を起こしやすい。早期に治療を行い，予防することが重要である。

病型	リポタンパク	総コレステロール	トリグリセリド	疾　　患
Ⅰ	カイロミクロン	↑	↑↑↑	LPL欠損症，アポCⅡ欠損症，その他未分類のもの
Ⅱa	LDL	↑	→	家族性高コレステロール血症
Ⅱb	LDL＋VLDL	↑	↑	家族性多種リポタンパク型高脂血症，多因子性高コレステロール血症，未分類のもの
Ⅲ	βVLDL	↑	↑	家族性Ⅲ型高脂血症
Ⅳ	VLDL	→〜↑	↑	原発性高トリグリセリド血症，家族性多種リポタンパク型高脂血症
Ⅴ	カイロミクロン＋VLDL	↑↑	↑↑↑	原発性高トリグリセリド血症，未分類のもの

Ⅳ-3 原発性高脂血症の病型分類

44 高尿酸血症，痛風 英文 hyperuricemia, gout

概念

プリン体の代謝異常，あるいは最終産物である尿酸の排泄障害により，体内に尿酸が蓄積し，血中で尿酸値が高い病態を高尿酸血症という。

高尿酸血症だけでは症状がないが，尿酸塩が関節に沈着し，関節炎を起こすと激烈な痛みを生じる。この病態を「痛風」と呼ぶ。

成人男性に多く，成人男性の約1％の頻度で起きる。

成因と病態生理

原発性と続発性がある。原発性は遺伝性素因に環境因子が加わるもので，尿酸産生過剰型と尿酸排泄低下型，さらに両方の混合型がある。続発性は，悪性腫瘍（白血病，多発性骨髄腫など），腎不全，薬剤（利尿薬など）などが原因で発症する。

症状

高尿酸血症だけでは症状はない。尿酸結晶が関節内に沈着し，白血球が貪食して炎症反応を起こすと痛風発作となる。母趾基関節（第1中足趾節間関節）の発赤，熱感，激痛が特徴である。そのほか，尿管結石を合併しやすく，腰痛，背部痛を起こすことがある。さらに動脈硬化症を併発しやすい。

診断

血清尿酸値が7.0mg/dL以上を高尿酸血症とする。8.5mg/dL以上になると痛風を発症する確率が高くなる。

治療

痛風発作時の治療と，高尿酸血症に対する治療がある。

① **発作の治療** コルヒチンは痛風発作を起こしたときの特効薬である。消炎鎮痛薬でも発作を鎮静化できる。

② **高尿酸血症** 肥満を是正し，アルコール過飲，肉食中心の食事を控える。薬剤としては，尿酸排泄薬もしくは尿酸生成阻害薬を使用する。

経過・予後

重症の痛風では，関節破壊と腎不全が進行する。痛風患者では心疾患，脳血管障害を合併することが多く，予後を左右する。

45 ビタミン過剰症　英文 hypervitaminosis

概念

ビタミンが過剰になって代謝異常を起こして種々の症状を呈する病態である。

成因と病態生理

水溶性ビタミンは，体内からの排泄がすみやかなので，摂取が不足すると欠乏症を起こすが，過剰症は起こさない。一方，脂溶性ビタミンは脂肪組織や肝臓などに蓄積されて過剰症を起こすことがあるので注意が必要である。特にビタミン剤でビタミンを補充するような場合，過剰症になりやすいので注意する（Ⅳ-4）。

症状

ビタミンAの過剰では，無気力，食欲不振，脱毛，肝脾腫大，四肢長管骨の有痛性腫脹などが起きる。

ビタミンCの過剰では尿路結石が，ビタミンDの過剰では高カルシウム血症，腎障害，石灰沈着などが問題となる。

新生児において，ビタミンKが過剰の場合には溶血性貧血や核黄疸を起こす。

診断

典型的な臨床症状からビタミン過剰症を推定し，食生活や基礎疾患を確認する。血清ビタミン濃度を測定する。

治療

ビタミンの摂取量を是正する。特に，中心静脈栄養などでビタミンを補充するときには，上限量に注意する。

経過・予後

早期に対応すれば予後はよい。

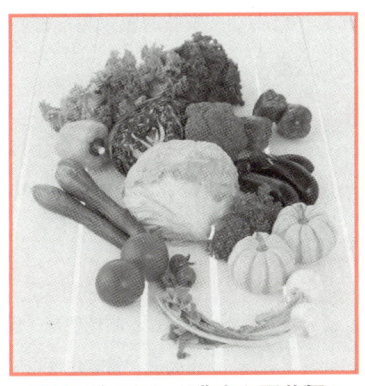

Ⅳ-4 ビタミンが豊富な野菜類
ビタミンの欠乏量が把握できている場合はビタミン剤が有効であるが，本来は食品から摂取することが望ましい。

46 ビタミン欠乏症 英文 vitamin deficiency

概念

ビタミンは補酵素として微量ながらも生体内で重要な働きをしている。このため,不足したり過剰になると中間代謝に影響が出て種々の症状を呈する。

成因と病態生理

現代の我が国の食生活では摂取不足によるビタミン欠乏症は少ないが,臨床的に問題となるのは,吸収障害を来すような基礎疾患が存在するときや,長期間の抗菌薬や抗腫瘍薬の使用,妊娠や授乳時など需要が亢進した場合,中心静脈栄養などの場合である。

症状

各種ビタミン欠乏による主な症状をIV-5, 6に示す。このうち,とりわけ欠乏症を起こしやすいビタミンとしては,ビタミンA,B_1,B_2,ナイアシン,C,Dの6種類である。

診断

典型的な臨床症状からビタミン欠乏症を考え,食生活や基礎疾患を確認する。必要により血清ビタミン濃度を測定する。

治療

欠乏しているビタミンを補給する。

経過・予後

不足しているビタミンを補給すれば予後はよい。ただし,ビタミンB_{12}欠乏ですでに亜急性連合脊髄変性症(脊髄の後索と側索の障害によって,痙性・失調性歩行などがみられる)を起こしてしまっていると回復が難しいので,早期に治療を行う。

ビタミン	欠 乏 症	治 療※
ビタミンA	夜盲症,眼球乾燥,皮膚乾燥・角化	3,000〜10,000IU/日内服
ビタミンD	くる病,骨軟化症	1〜2μg/日内服
ビタミンE	溶血性貧血,未熟児で浮腫,脱毛	10〜300mg/日内服
ビタミンK	出血傾向,メレナ	10〜50mg/日筋注

IV-5 脂溶性ビタミンの欠乏症と治療方法

※治療には欠乏ビタミンを投与するが,ビタミンDの場合は1α-OH-D_3を内服する。

ビタミン	欠乏症	治療※
ビタミンB₁	脚気, ウェルニッケ脳症（意識障害,精神障害）	10～100mg/日内服 100～200mg/日静注
ビタミンB₂	口角炎,口唇炎,口内炎,舌炎,羞明,流涙,脂漏性皮膚炎	30～50mg/日内服
ビタミンB₆	貧血,多発性末梢神経炎,脂漏性皮膚炎,口角炎,舌炎	5～100mg/日内服
パントテン酸	四肢のしびれ感,足の灼熱感	50～100mg/日内服
ニコチン酸 （ナイアシン）	ペラグラ（皮膚炎,下痢,認知症）	50～200mg/日内服
葉酸	巨赤芽球性貧血,下痢,舌炎	10～20mg/日内服
ビタミンB₁₂	巨赤芽球性貧血,ハンター舌炎,末梢神経炎,亜急性連合脊髄変性症	1mg筋注
ビオチン	脂漏性皮膚炎,舌炎,筋肉痛,悪心,嘔吐	100～3,000μg/日内服
ビタミンC	壊血病	50～2,000mg/日内服

* Ⅳ-6 水溶性ビタミンの欠乏症と治療方法 *

※治療には欠乏ビタミンを投与するが,ニコチン酸の場合はニコチン酸アミドを内服する。

47 ミネラル過剰症　英文 mineral excess

概念

ミネラル（無機質）が過剰に体内に蓄積して異常所見を呈する病態である。

成因と病態生理

ミネラルの過剰は,一般の食生活では塩化ナトリウム過剰摂取による高血圧が多い。その他には公害や汚染によって知らないうちに過剰摂取になることもある。

診断

血清濃度を測定する（Ⅳ-7）。

治療

過剰症では,過剰に摂取しているミネラルを制限する。

経過・予後

慢性に大量蓄積すると非可逆的な異常を来すこともあり,注意が重要である。

ミネラル	血清濃度（μg/dL）	
	正常値	正常下限値
鉄（Fe）	109±27	60
亜鉛（Zn）	93±16	60
銅（Cu）	90〜130	70
セレン（Se）	100〜200	80
クロム（Cr）	0.12±0.05ng/mL	0.05ng/mL
マンガン（Mn）	0.59±0.19ng/mL	0.3ng/mL
コバルト（Co）	0.23±0.11ng/mL	0.06ng/mL
モリブデン（Mo）	0.59±0.23ng/mL	0.2ng/mL

＊Ⅳ-7 ミネラルの正常な血清濃度＊

48 ミネラル欠乏症（けつぼうしょう） 英文 mineral deficiency

概念

ミネラル（無機質）は体内で合成できず、食物として摂取しなければならない。種々の生理活性作用を示し、生理活性物質の重要な構成成分になっているものもある。

このため、ミネラルが欠乏したり、過剰になると様々な症状が出現する。

成因と病態生理

ミネラルの不足は、著しく偏った食生活を行う人や、中心静脈栄養患者などにみられやすい。

鉄は月経過多や子宮筋腫のみられる女性で不足し、全女性の8％程度で鉄が不足している。

症状

鉄欠乏では小球性低色素性貧血が発症する。

微量元素である亜鉛が欠乏すると、味覚障害、免疫能低下、胎児発育障害などが起きる。

このほか、ミネラル欠乏症では多彩な症状が出る（Ⅳ-8）。

診断

ミネラル欠乏症の診断は、臨床症状、食生活、ミネラルの血清及び尿中濃度測定などで行う（Ⅳ-7）。

治療

治療は，不足しているミネラルを補給する。

経過・予後

適切に補給すれば予後はよい。

ミネラル	症　　状
亜鉛（Zn）	成長遅延，味覚低下，妊娠異常，免疫力低下，生活習慣病増加，暗順応不全，皮膚炎，うつ状態など
銅（Cu）	骨や血管の異常，神経・精神発達低下，貧血，白血球減少
ヨウ素（I）	甲状腺腫，クレチン病
クロム（Cr）	糖尿病，高脂血症
コバルト（Co）	巨赤芽球性貧血（ビタミンB_{12}欠乏）
セレン（Se）	心筋症，筋異常，心筋梗塞，ガン
マンガン（Mn）	低コレステロール血症，体重減少，出血異常
モリブデン（Mo）	脳症など
鉄（Fe）	貧血，倦怠，免疫低下など

＊Ⅳ-8 ミネラル欠乏症の主な症状＊

49 高血圧症　hypertension

概念

血圧は大動脈とその分岐動脈内の圧力を指し，全身組織に血液を灌流させる原動力である。心臓の拍動に伴って変動し，最高血圧は心臓の収縮期に，最低血圧は心臓の拡張期に一致し，それぞれ最高血圧（収縮期血圧），最低血圧（拡張期血圧）という。血圧の正常値は，最高血圧130mmHg未満，最低血圧85mmHg未満で，理想値は最高血圧120mmHg未満，最低血圧80mmHg未満である。

最高血圧が140mmHg以上，あるいは最低血圧が90mmHg以上を高血圧と定義する（Ⅳ-9）。高血圧が持続すれば，血管，心臓，腎臓，脳などに器質的な変化が生じ，高度であればあるほど，これらの臓器の機能に障害が起きる。

成因と病態生理

高血圧症には，原因が明確にされない本態性高血圧と，基礎疾患の明らかな二次性高血圧がある（Ⅳ-10）。高血圧症患者の90～95％が本態性高血圧症で，二次性高血圧症の中では糸球体腎炎など腎実質疾患が最も多く，高血圧症全体の2～6％を占める。

本態性高血圧症は，遺伝的な背景に，食塩過剰摂取，肥満，運動不足，アルコール過飲，精神的ストレスなどの環境因子が作用して発病すると考えられている。

症状

血圧が高いだけでは自覚症状のないことがほとんどであるが，臓器機能障害に基づいて種々の症状が出る。特に重症の高血圧症では，頭痛，意識障害，神経症状が生じることがあり，高血圧性脳症と呼ばれる。

診断

①**血圧測定**　血圧が高値である。

②**臓器機能の評価**

- **血管性変化**：眼底検査で高血圧性変化，頸部・腹部エコー検査で動脈硬化性変化
- **心臓**：胸部X線撮影で心拡大の所見，心電図検査・心臓エコー検査で心肥大の所見がある。
- **腎臓**：尿検査，血液生化学検査（BUN，クレアチニン，電解質など）で腎機能障害などの所見をみる。

治療

若年・中年患者，糖尿病患者では，130/85mmHg未満，高齢者では

分　類	収縮期血圧(mmHg)		拡張期血圧(mmHg)
至 適 血 圧	<120	かつ	<80
正 常 血 圧	<130	かつ	<85
正常高値血圧	130～139	または	85～89
軽 症 高 血 圧	140～159	または	90～99
中等症高血圧	160～179	または	100～109
重 症 高 血 圧	≧180	または	≧110
収縮期高血圧	≧140	かつ	<90

＊Ⅳ-9　成人における血圧の分類（日本高血圧学会2004年）＊

140/90mmHg未満になるよう目標を設定する。

①**一般療法** 食塩（6～8g/日）及びアルコールを制限し，適度の運動を行って体重をコントロールする。喫煙は動脈硬化を促進するので，喫煙者には禁煙を励行させる。

②**薬物療法** 一般療法を行っても血圧の改善がみられない場合には，降圧薬を投与して血圧をコントロールする。

　高血圧性脳症によって激しい頭痛，意識障害のあるときは，脳出血などの危険性がある。適切な降圧薬を使って血圧を下げるようにする。

③**合併症の治療** 腎障害，糖尿病，高脂血症などの合併症がある際には，それぞれの治療を行う。

経過・予後

　高血圧を放置しておくと，脳，心臓，腎臓などに臓器障害が発生し，脳卒中，心不全，腎不全などを起こして死亡する確率が高くなる。

　臓器障害としては，①高血圧に基づくもの（心肥大，心不全，腎不全，脳出血，網膜の浮腫・出血など）と，②粥状動脈硬化に基づくもの（脳梗塞，狭心症，心筋梗塞など）がある。これら臓器障害の有無と程度，さらに高血圧以外の心血管病危険因子（高脂血症，糖尿病，肥満，喫煙など）の有無によって予後が左右される。

腎性高血圧症	腎実質性高血圧症（慢性糸球体腎炎，慢性腎盂腎炎など），腎血管性高血圧症
内分泌性高血圧症	褐色細胞腫，原発性アルドステロン症，クッシング症候群，先端巨大症など
心臓・血管性高血圧症	大動脈炎症候群，大動脈弁閉鎖不全症，大動脈硬化症など
神経・中枢性高血圧症	脳出血，脳圧亢進，脳腫瘍など
その他	妊娠，薬物（経口避妊薬，副腎皮質ステロイド薬，交感神経作動薬など），多血症など

＊Ⅳ-10 **主な二次性高血圧の分類**＊

虚血性心疾患　英文 ischemic heart disease　略語 IHD

虚血性心疾患として重要なものに，**50 狭心症**と**51 心筋梗塞**がある。虚血性心疾患とは，心筋が代謝するのに必要なだけの血液を受け取ることができずに酸素不足に陥り，心機能が障害される疾患を総称したものである。心筋の酸素不足は，心筋の酸素需要に対して供給が追いつかないために起こる。つまり，心筋の酸素欠乏は，心筋への酸素の供給が減少するか，心筋の酸素需要が増加するか，あるいはその両者が組み合わさって起きる。

心筋への酸素供給の減少は，心筋へ血液を供給する冠動脈の動脈硬化による器質的狭窄が原因であることが多い。冠動脈の動脈硬化は，高脂血症，喫煙，高血圧，糖尿病，肥満，運動不足，ストレスなどによって促進される。冠動脈が完全に閉塞されると心筋は死滅し，壊死に陥る。これが心筋梗塞の病態である。一方，冠動脈の収縮や攣縮によって一時的に心筋への酸素供給が障害されるのは狭心症である。

心筋の酸素需要が増加するのは，身体的労作，精神的興奮，過飲・過食，頻脈，血圧上昇，心筋肥大，甲状腺機能亢進症などの場合で，狭心症の引き金になる。

欧米では，死因の第1位が虚血性心疾患である。我が国でも，食生活の欧風化や，運動不足，ストレス社会などにより虚血性心疾患による死亡が増加している。

50 狭心症　英文 angina pectoris

概念

一過性に心筋の虚血状態になり，酸素欠乏状態になって胸部に疼痛もしくは不快感を主症状とする症候群をいう。

虚血があっても自覚症状のない場合には，無痛（無症候）性心筋虚血発作と呼ばれる。

成因と病態生理

心筋虚血は，冠血流量の減少によ

る心筋への酸素供給減少，あるいは心筋の酸素需要の増加によって生じる。

冠血流量の減少は冠動脈の動脈硬化による狭窄が主たる原因で，加齢，遺伝，高脂血症，高血圧，糖尿病，肥満，運動不足，ストレスなどが危険因子となる。

心筋の酸素需要増加は，身体的労作，精神的興奮，頻脈，血圧上昇，心筋肥大，甲状腺機能亢進症などで起きる。

これらの原因が絡み合って狭心症を発症する。

症状

前胸部が締めつけられる，圧迫されるなど，胸部絞扼感（こうやく）あるいは胸部圧迫感として訴えられる。

これらは身体的労作，精神的ストレス，過飲，過食，寒冷などで増悪し，数分以内で消失する。ニトログリセリン舌下投与で軽快するのも特徴である。

診断

①臨床症状　発作的に起きる前胸部痛が特徴である。
②心電図検査　発作を起こしていない時には安静心電図には異常のないことが多い。運動負荷心電図検査，ホルター心電図検査で心筋の虚血性変化（ST‐T変化）を認める。
③心臓エコー検査　心筋壁運動の異常を検出する。
④冠動脈造影検査　冠動脈の動脈硬化性変化を認める。

治療

①薬物療法　亜硝酸薬（ニトログリセリンなど），β遮断薬，Ca拮抗薬などを投与する。
②手術療法　薬物療法でコントロールできない患者には，A‐Cバイパス形成手術や，経皮的冠動脈形成術（PTCA）を行う。
③一般療法　身体的労作，精神的興奮，寒冷，過食，過飲などを避ける。高脂血症，高血圧症，糖尿病，肥満，甲状腺機能亢進症などの基礎疾患がある場合には，食事療法や運動療法をはじめ，それらの治療を行う。

経過・予後

冠動脈病変の罹患枝数と左心室機能の状態によって予後は左右される。左冠動脈主幹病変や，胸痛発作が頻発したり持続時間の長い場合には，心筋梗塞や突然死に至る危険性があり，予後が悪い。

51 心筋梗塞　英文 myocardial infarction

概念

冠動脈の閉塞もしくは高度の狭窄により血行障害を来し、心筋虚血によって心筋細胞が広範に壊死に陥った病態をいう。激烈な胸痛で発症し、不整脈、心不全、心破裂を合併し、早期に適切な治療を受けなければ死亡する確率が高い。

成因と病態生理

冠動脈の粥状硬化による狭窄を基礎として、血栓を生じ、閉塞に至る。高血圧、糖尿病、高脂血症、高尿酸血症、喫煙などが冠動脈硬化を促進する。男女比は4～5：1と男性に多く、60歳代に最も多い。

最近では70歳以上の高齢者の割合が増加しているが、一方では生活習慣の変化から40～50歳代の中年での発病も増えてきている。

症状

激烈な胸痛、絞扼感、圧迫感があり、これらは30分以上持続し、ニトログリセリンを使用しても軽快しない。肩、腕、背部、頸部に放散することもある。冷や汗、脱力感、呼吸困難、吐き気、嘔吐、めまい、失神などを伴うこともある。

診断

①**臨床症状**　突然に激烈な胸痛発作が起きる。

②**身体所見**　ショックにより低血圧や発熱を伴うことがある。

③**心電図検査**　心筋虚血性変化がある（ST上昇，異常Q波，T波陰転）（Ⅳ-11）。

④**末梢血液検査**　白血球増加，血沈亢進。

⑤**血液生化学検査**　AST，乳酸脱水素酵素（LDH），クレアチンキナーゼ（CK），CRP高値。

⑥**心臓エコー検査**　梗塞部位での収縮異常を認める。

⑦**核医学検査（心臓シンチスキャン）**　テクネシウム99mピロリン酸は梗塞部位に陽性に取り込まれる。タリウム201は梗塞部位で欠損像を示す。

治療

①**発症直後**　絶対安静にし、鎮痛と不整脈に対する治療を行う。静脈を確保し、酸素吸入を行って、呼吸循環を管理する。

②**発症早期の治療** 発症後のごく早期，6時間以内，遅くとも12時間以内に閉塞した冠動脈の再開通（再灌流療法）を行い，梗塞範囲の拡大を防ぐとともに心機能を保持する。この目的には，冠動脈血栓溶解療法（PTCR）や緊急経皮冠動脈拡張術（PTCA）で再開通し，心筋保護のためにβ遮断薬，硝酸薬，Ca拮抗薬，心筋代謝薬などを使用する。

③**入院後急性期** 一般療法として，絶食にして鎮痛を図る。鎮痛の目的には麻薬を使用する。不整脈，心不全，ショック，心膜炎などの対策を行う。

④**リハビリテーション** 心不全，ショック，重症不整脈などの合併症がなければ，徐々に運動量を増やし，社会復帰に備える。

⑤**再発予防** 社会復帰後は，再発を予防するためにβ遮断薬，抗血小板薬，抗凝固薬などを投与する。同時に，高血圧，高脂血症，糖尿病，喫煙などの危険因子がある場合には，それらを除去するようにする。

経過・予後

急性心筋梗塞発症直後の予後は悪いが，CCU（coronary care unit；冠動脈疾患集中治療室）の普及により死亡率は10％以下と改善している。主な死因は，致死性不整脈，ショック，心不全である。

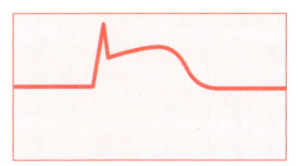

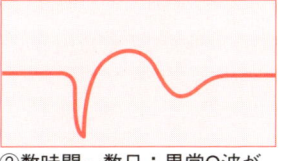

①発作数時間後：STの上昇がみられる。

②数時間～数日：異常Q波がみられる。

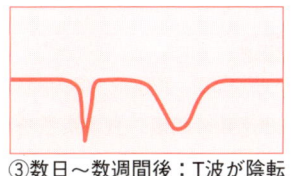

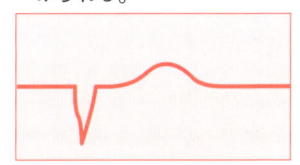

③数日～数週間後：T波が陰転する。

④数カ月～数年後：QRSはみられないが安定した波形である。

＊Ⅳ-11 心筋梗塞の心電図所見＊

52 心臓弁膜症　英文 valvular disease

概念

心臓を構成する4つの弁膜（僧帽弁，大動脈弁，三尖弁，肺動脈弁）が器質的または機能的に障害され，狭窄または閉鎖不全を起こして血流の流出障害あるいは逆流を来す病態である。1つの弁膜に狭窄と閉鎖不全が併存していたり，複数の弁膜に同時に異常が生じていたりする。

成因と病態生理

先天性と後天性障害があり，そのうちの約90％が後天性異常である。後天性の異常はかつてはリウマチ熱が原因となっていたが，今日ではほとんどリウマチ熱はなく，動脈硬化症，心筋症，外傷などが原因となっている。

症状

①**僧帽弁膜症**　早期から，労作時の息切れ，動悸，不整脈（ことに心房細動）などを起こしやすい。心房細動のある患者では，脳塞栓を起こしやすい。

②**大動脈弁膜症**　末期にならないと症状が出にくい。狭心症，失神，心不全などの症状が出るが，こうなると予後は不良である。

③**三尖弁膜症**　右心不全を起こし，下腿浮腫，肝腫大，頸静脈怒張などを来す。

④**肺動脈弁膜症**　症状に乏しいが，高度の狭窄では右室負荷を起こす。

診断

①**臨床症状**　息切れ，不整脈，浮腫などを訴える。

②**身体所見**　聴診で，それぞれの弁膜症に特徴的な心音の異常，心雑音を聴取する。

③**胸部単純X線検査，心エコー検査，心電図検査**　弁膜異常による心臓肥大，弁膜運動異常，不整脈などを確認する。

④**心臓カテーテル検査，血管造影検査**　弁膜症の存在と重症度を判定し，手術の適応を決定する。

治療

①**一般療法**　弁膜症の重症度に応じた運動の制限，食事療法を行う。心不全や高血圧があれば食塩を制限する。肥満や動脈硬化があれば，体重の減量を図る。

②**薬物療法** 心不全，不整脈に対する治療薬を投与する。

③**手術療法** 根本治療である。

経過・予後

適切な治療を行えば予後は良好である。ただし，大動脈弁狭窄症では症状が出現すると予後は不良で，平均余命は5年以内とされ，突然死するケースもある。

手術で人工弁に置換した患者では，血栓形成を防ぐ目的で抗凝固薬としてワルファリンを服用することが多い。この場合，ビタミンKはワルファリンの作用と拮抗するので，ビタミンKを多く含有する納豆，クロレラ，パセリなど野菜の摂取に注意する。

ワルファリン発見物語

ワルファリンは抗凝固薬として，心臓弁膜症の治療などに用いられる。これが発見されたのは，1930年代のアメリカの大恐慌の頃のことである。エド・カールソンという農夫がバタバタと牛が死ぬのに驚き，エサの腐ったスイートクローバーと死んだ若いメス牛の固まらない血を入れたミルク缶を持ってウィスコンシン大学の生化学者リンクのもとに駆けつけた。リンクは，腐ったスイートクローバーに血を凝固させない物質があると考え，出血誘発物質としてダイクマロールを分離した。そしてこの誘導体として，1943年ワルファリンを合成することに成功した。ワルファリンは当初は殺鼠剤として使われていたが，やがて臨床に応用されることになった。

53 慢性心不全　英文 chronic heart failure

概念

血液を拍出するポンプとしての心臓機能が低下し，全身の組織代謝に必要な血液量を十分に駆出することができない状態，あるいは心室充満圧を上昇すれば初めて十分に血液を駆出することが可能になるような病態を心不全，またはうっ血性心不全（congestive heart failure：CHF）という。心不全の状態が慢性的に起きる病態を慢性心不全という。

成因と病態生理

小児では先天性心疾患，成人では虚血性心疾患，高血圧性心疾患，心筋症，心臓弁膜症などにより心筋の収縮力が低下し，血行動態に異常が発生して心不全を起こす。

症状

①全身臓器への血液駆出障害による症状　酸素を十分に含む血液が全身の組織に行き渡らないために，組織での代謝が障害される。この結果，易疲労感，脱力，チアノーゼ（還元ヘモグロビンの増加により，顔面，口唇などが青紫色になる病態，p.75），四肢冷感，集中力・記銘力など低下，睡眠障害，意識障害などが起きる。

②血流うっ滞に基づく症状　早期には労作時に息切れや呼吸困難がある。重症になれば，安静にしていても呼吸困難を訴えるようになる。起坐呼吸（呼吸困難のために臥床できない状態）あるいは発作性夜間呼吸困難を起こすこともある。下肢の浮腫，腹水，胸水貯留を起こすこともある。さらに消化管でのうっ血により，食欲不振，吐き気，腹部膨満感も出現する。

診断

①臨床症状　労作時息切れ，呼吸困難などの症状を確認する。

②身体所見　不整脈，浮腫，頸静脈怒張などの所見が認められる。

③胸部X線検査，心電図，心臓エコー検査　心臓肥大，肺うっ血，肺水腫，不整脈，心拍出量低下などを確認する。

④血行動態検査　スワン・ガンツ‐カテーテル検査を行い，肺動脈楔入圧，心係数，混合静脈血酸素飽和度，右心房圧などを計測する。

治療

① **生活指導**　心機能に応じて，重労働や激しいスポーツは控え，肉体的・精神的な安静を保つ（Ⅳ-12）。

② **食事療法**　食事の塩分は制限（3〜7g/日）し，過剰な水分摂取も控える。

③ **薬物療法**　利尿薬，血管拡張薬，ジギタリス薬などを投与し，過剰な水分を排出させるとともに，心機能の改善を図る。また，虚血性心疾患などの基礎疾患に対する治療を行う。

④ **特殊な治療**　心筋症などで心機能の回復が見込めない場合には，心臓移植を行うことがある。循環障害を改善するには，一時的に透析療法や補助循環を使用する。

経過・予後

基礎疾患と重症度により，予後は不良である。心駆出率が30％以下に心機能が低下した患者の死亡率は年間約5％である。

分類	心機能	日常の運動制限
Ⅰ	①心疾患を有するが，身体活動に制約はないもの。 ②通常の動作では疲労，動悸，呼吸困難あるいは狭心痛を生じない。	身体活動に制限はない。
Ⅱ	①身体的活動に軽度の制限のあるもの。 ②安静時ならびに軽労作では無症状のもの。	スポーツ，重労働は禁止，ゴルフ程度は可。階段は休息しながら，家事は可。
Ⅲ	①身体活動に高度の制約のあるもの。 ②安静時には無症状であるが，普通以下の軽労作で狭心痛など心愁訴を生じる。	1日5〜6時間軽労作に限り可。午前・午後に各1回休息，1週間に1日は自宅安静。
Ⅳ	①いかなる身体活動にも苦痛を伴うもの。 ②安静時にも心機能不全あるいは狭心症状があり，労作によって増強される。	就労は禁止。

＊ Ⅳ-12　心機能の分類（ニューヨーク心臓病学会：NYHA）と日常の運動制限 ＊

慢性閉塞性肺疾患 (chronic obstructive pulmonary disease / COPD)

慢性的な気管支の閉塞性病変を主病変とする疾患を総称するもので，54 慢性気管支炎，55 肺気腫，56 気管支喘息などが含まれる。

54 慢性気管支炎 (chronic bronchitis)

概念

気道の慢性炎症により気道分泌が亢進し，長期にわたって慢性的に咳，痰が続く病態である。2年以上，特に冬期に少なくとも3ヶ月間ほとんど毎日のように咳，痰が続き，肺・気管支の限局性病変や心疾患によらないものである。

成因と病態生理

喫煙が病因として最も重要で，大気汚染，乳幼児期の反復した下気道感染，低栄養なども原因となる。中高年に多く，男性が女性の2倍と多い。

症状

咳と痰が持続してみられる。感染を起こしたりすると，労作性呼吸困難，喘息発作などもみられる。

診断

① 臨床症状　慢性に咳，喀痰が続く。
② 胸部X線写真，CT検査　気管支壁肥厚，気管支拡張などの所見がある。
③ 呼吸機能検査　1秒率が低下している（p.119，Ⅳ-14）。
④ 血液ガス分析　PaO_2の低下がある。
⑤ 喀痰検査　急性増悪したときには，インフルエンザ桿菌や肺炎球菌などが検出される。

治療

① 禁煙　喫煙は気道を刺激し，病変を増悪させるので，禁止する。
② 薬物療法　マクロライド系抗菌薬や去痰薬などの使用で症状の改善が得られる。
③ 在宅酸素療法　慢性呼吸不全に対し，効果がある。
④ 一般的な注意　過労を避け，風邪をひかないように注意する。

経過・予後

禁煙で改善する例も多い。ただし，重症化して呼吸不全を起こすようになると，5年生存率が男42％，女53％と悪くなる。

55 肺気腫　英文 pulmonary emphysema

概念

終末気管支より末梢の気腔が永続的に異常拡大し，気腔の破壊を伴うが，明らかな線維化は認められない病態である。

成因と病態生理

原因は不明であるが，喫煙が発症に関係するとされる。また，α_1-アンチトリプシン欠損症患者の70～80%に肺気腫が発症し，強い関連が示唆されている。

症状

軽症では自覚症状がないが，重症になると労作時に増悪する呼吸困難が出現する。ばち指，口すぼめ呼吸，ビール樽胸郭，咳，喀痰などの症状を訴えることもある。呼気するときに閉塞現象（チェックバルブ現象）が起きるので，ゆっくりと呼気をするような呼吸がみられる。

診断

①**臨床症状**　労作時の呼吸困難，ビール樽胸郭などの症状，所見がある。
②**胸部X線写真**　横隔膜が低下し，肺透過性が亢進している。
③**肺CT検査**　ブラ（気腫性のう胞）を確認できる。
④**呼吸機能検査**　1秒率が低下している（p.119, Ⅳ-14）。
⑤**血液ガス検査**　低酸素血症，高炭酸ガス血症がみられる。
⑥**血液検査**　低酸素血症が長期間続くと，赤血球増加がみられる。

治療

①**禁煙**　喫煙が本症の発生，進展に関わっており，禁煙を指導する。
②**薬物療法**　気管支拡張薬などを使用し，症状の改善を図る。
③**在宅酸素療法**　低酸素血症を示す患者に生存期間を有意に延長させることができる。
④**運動療法**　好気的運動訓練が呼吸改善に役立つ。
⑤**補助呼吸**　急性増悪を起こしたときは，人工呼吸器で補助呼吸を行う。
⑥**手術療法**　巨大なブラがあって健康な肺を著しく圧迫しているときには，手術でブラを切除する。

経過・予後

肺気腫は不可逆性の病変で，予後は比較的悪く，5年生存率は40～60%である。

56 気管支喘息　英文 bronchial asthma

概念

慢性の炎症性気道障害で，気道に炎症が起きて狭窄する結果，息切れ，喘鳴，胸部圧迫感，咳の発作が夜間あるいは早朝に繰り返し起きる病態である。これらの症状は自然にあるいは適切な治療で寛解(かんかい)する。

成因と病態生理

発症頻度は増加の傾向にあり，成人の3〜4％，小児の3〜7％が罹患している。増加の原因として，大気汚染，室内環境・生活様式の変化が考えられ，室内塵，ダニ，真菌，花粉，食物などに対するアレルギー反応（Ⅳ-13），あるいは呼吸器感染，喫煙，アスピリン，精神的ストレスなどが誘因になる。

症状

発作的に，喘鳴（ヒューヒュー，ゼーゼー），咳，ひどい呼吸困難，喀痰(かくたん)が起きる。重症になると，低酸素状態に陥ってチアノーゼ，起坐呼吸，意識障害も出現する。重症の発作が24時間続く場合は発作重積状態といい，強力な治療を行わないと危険である。

診断

①**臨床症状**　喘鳴が特徴である。発作がなくなると自覚症状は消失する。

②**呼吸機能検査**　1秒率が低下する（Ⅳ-14）。

③**血液検査**　アレルギーを反映して，末梢血液で好酸球の増加がみられる。

④**アレルギー検査**　総IgEが高値となり，誘因となるアレルゲンに対する特異的IgE抗体を検出する。

⑤**気道過敏性テスト**　気道の過敏度を調べる。

治療

①**病因除外**　病因となるアレルゲンや発作誘発因子を回避する。原因物質が確定しているときには，特異的減感作療法を行うこともある。

②**発作時の治療**　薬物療法，吸入療法で気管支拡張薬，副腎皮質ステロイド薬などを使用する。

③**発作重積状態**　この状態は危険であり，酸素吸入，人工呼吸，副腎皮質ステロイド薬全身投与などを

行って呼吸状態を改善する。

経過・予後

全年齢層での喘息による死亡率は人口10万人当たり5程度で，近年は横ばいの状態である。発作重積状態は危険なので，慎重に対応する。

吸入性アレルゲン	
室内塵	ハウスダスト
ダニ	ヤケヒョウヒダニ，コナヒョウヒダニ
花粉	スギ，カモガヤ，ナガハグサ，オオアワガエリ，ブタクサ，ヨモギ
真菌	アルテルナリア，ペニシリウム，クラドスポリウム，カンジダ
動物	ネコ上皮，イヌ上皮，ウマ皮屑，ウシ皮屑，ガチョウ羽毛
昆虫	ミツバチ，スズメバチ，ゴキブリ，ユスリカ
食物性アレルゲン	
動物性食品	牛乳，鶏卵，魚類，カニ，エビ，牛肉，豚肉
植物性食品	大豆，米，麦，ソバ

＊Ⅳ-13 アレルギーを起こす主な原因＊

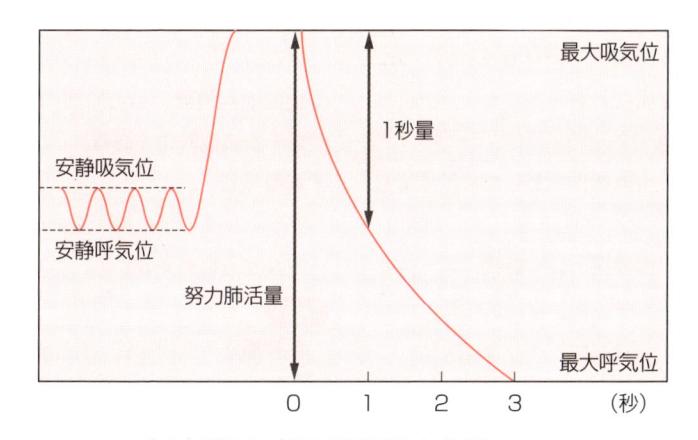

＊Ⅳ-14 スパイログラム（努力性呼び出し曲線）＊
スパイロメーターという機器を使った肺機能検査。1秒率（1秒量／努力肺活量）を求めることにより，息の吐き出しやすさがわかる。

57 慢性腎不全　英文 chronic renal failure

概念

原因疾患の種類に関係なく、腎機能障害が進行し、体液の恒常性が維持できずに高窒素・高リン・高カリウム血症などを来し、やがて末期の腎不全（尿毒症）に陥る一連の病態を指す。

透析療法を行っている患者数は人口100万人につき約1,400人である。

成因と病態生理

原因疾患としては、慢性糸球体腎炎、糖尿病、腎硬化症、のう胞腎、慢性腎盂腎炎の順に頻度が高い。

腎不全を増悪させる要因として、高血圧、高タンパク食、高リン食、高脂血症などがある。

症状

腎不全の進行とともに糸球体濾過率（GFR）が低下し、水・電解質異常、尿毒症物質の蓄積、エリスロポエチンやレニンの産生障害、ビタミンD_3活性化の障害などが起き、種々の症状が出現する（Ⅳ-15）。

診断

①**臨床症状**　多彩な全身症状がある。

②**尿検査**　タンパク尿、血尿、尿比重・浸透圧の低下、尿中β2ミクログロブリンの高値、尿中N-アセチル-β-D-グルコサミニダーゼ（NAG）活性の高値などがみられる。

③**血液検査**　正球性正色素性貧血が起きる。

④**血液生化学検査**　血清UN（BUN）高値、クレアチニン高値、Na低値、K高値、Ca低値、P高値、尿酸高値、血清β2ミクログロブリン高値などが認められる。クレアチニン・クリアランスが低下している。

⑤**止血血栓検査**　出血時間の延長、血小板機能異常がある。

⑥**画像検査**　エコー、CT、シンチグラムによる腎萎縮、腎血流の低下などを検査する。

治療

①**保存療法**　薬物療法（降圧薬、電解質異常・アシドーシス・高尿酸血症などに対症療法）、食事療法（タンパク制限、高エネルギー）、生活指導を行う（Ⅳ-16）。

② **透析療法** 腎不全の重症度に応じて血液透析，腹膜透析を行う。

③ **腎移植** ドナーがいれば，腎移植を考慮する。

経過・予後

原因となった基礎疾患によって経過と予後は異なる。たとえば急速進行性糸球体腎炎の患者では1年以内に末期腎不全になるが，IgA腎症やのう胞腎の患者では数十年の経過をとる。

中枢神経症状	易疲労性，集中力低下，不眠，頭痛，痙攣，昏睡
末梢神経症状	下肢静止不能，末梢神経炎，末梢神経伝導速度遅延
循環器症状	高血圧，不整脈，労作時息切れ，起坐呼吸，心膜炎，心タンポナーデ（低血圧，脈圧減少）
消化器症状	食欲不振，口臭，悪心，嘔吐，便秘，下痢，吐血，下血
呼吸器症状	クスマウル呼吸，胸膜炎，尿毒症肺
血液異常	貧血，出血傾向
内分泌症状	成長障害，性機能障害，甲状腺機能障害
骨代謝異常	腎性骨異栄養症（二次性副甲状腺機能亢進症，線維性骨炎，骨軟化症），アミロイドーシス
眼症状	網膜症
皮膚症状	乾皮症，瘙痒症，皮下出血
免疫異常	易感染症，悪性腫瘍

* Ⅳ-15 慢性腎不全の臨床症状 *

糸球体濾過率	たんぱく質	エネルギー	食塩	カリウム
50〜30%	0.8〜1.0g/kg	35kcal/kg	5〜8g/日	制限無し
30〜10%	0.7〜0.8g/kg	35〜40kcal/kg	5〜8g/日	2〜3g/日
〜10%	0.6g/kg	35〜45kcal/kg	3〜5g/日	2g/日以下

* Ⅳ-16 慢性腎不全の食事療法 *

58 慢性糸球体腎炎　英文 chronic glomerulonephritis

概念

血尿及び（あるいは）タンパク尿が通常1年以上にわたって続く原発性の糸球体疾患を指す。組織障害の型から（Ⅳ-17）に示すような分類がある。タンパク尿が軽度（1g/日以下）で血圧も腎機能も正常な潜在型と，タンパク尿が高度で，高血圧，腎機能障害を伴う進行型とがある。

成因と病態生理

種々の抗原に対する抗原抗体反応による免疫複合体が腎糸球体に沈着し，補体が活性化されて腎組織が障害される。成人ではIgA腎症が30～40%，小児では20%以上を占め，慢性糸球体腎炎の中で最も頻度が高い。

症状

①潜在型　タンパク尿，血尿がみられる。
②進行型　高血圧，腎機能障害が加わる。腎不全になると，高窒素血症，酸塩基平衡障害，電解質異常，各種代謝異常が起きる。

診断

①臨床症状　浮腫や高血圧を認めることがある。
②尿検査　タンパク尿，血尿を認める。
③腎機能検査　血清BUN，クレアチニンが高値となり，クレアチニン・クリアランスが低下する。
④その他　IgA腎症では血清IgAが高値で，補体価が低値になる。
⑤腎生検　病理組織学的に診断する。

治療

潜在型では，生活や食事を規制する必要がないが，激しいスポーツや過労を避ける。進行型では，腎機能に応じた生活規制と食事制限（タンパク質，塩分制限）を行う。タンパク質0.6g/kg/日，食塩7g/日以下，エネルギー35kcal/kg/日を基準とする。高血圧と浮腫には降圧薬，利尿薬を使用する。中等度以上のタンパク尿には，抗血小板薬，抗凝固薬，副腎皮質ステロイド薬，免疫抑制薬などを使用する。

経過・予後

潜在型は予後がよいが，進行型では進行性に腎機能が悪化し，重症例では数年以内に腎不全で死亡することもある。

- 微小変化群
- IgA腎症
- 増殖性糸球体腎炎
- 膜性増殖性糸球体腎炎
- 膜性腎症
- 巣状糸球体硬化症

＊Ⅳ-17 慢性糸球体腎炎の分類＊

59 ネフローゼ症候群 英文 nephrotic syndrome

概念

原因疾患にかかわらず，大量のタンパク尿（3.5g/日以上），低タンパク血症（血清総タンパク質6.0g/dL以下，アルブミン3.0g/dL以下），高脂血症（総コレステロール250mg/dL以上），浮腫を来す病態をいう。

成因と病態生理

腎疾患による一次性と，糖尿病や膠原病など全身性疾患に付随して発症する二次性がある（Ⅳ-18）。

症状

浮腫が主徴で，乏尿，全身倦怠感，食欲不振などもある。

診断

①**臨床症状** 浮腫，乏尿などの症状がある。

②**尿検査** タンパクが多量排泄される。

③**血液生化学検査** 血清タンパクが低値で，総コレステロールが高値である。

④**腎機能** クレアチニン・クリアランスが低下している場合がある。

⑤**腎生検** 病理組織検査で原因疾患を確定する。

治療

①**一般療法** 入院して安静にし，保温に注意する。

②**食事療法** 浮腫，高血圧のある場合には食塩を制限し，水出納バランスを維持する。エネルギーは35kcal/kg/日程度とし，タンパクは腎機能障害に応じて制限する。

③**薬物療法** 副腎皮質ステロイド薬，免疫抑制薬，抗血小板薬，抗凝固薬，降圧薬，利尿薬などを使用する。

経過・予後

軽症例では治療で寛解するが，再発することもある。原因となった腎疾患によっては，進行性である。

一次性 ネフローゼ症候群	微小変化型ネフローゼ症候群, びまん性・巣状の増殖性糸球体腎炎, 巣状糸球体硬化症,膜性腎症, 膜性増殖性糸球体腎炎 その他：半月体形成性腎炎など
二次性 ネフローゼ症候群	代謝疾患：糖尿病性腎症,アミロイドーシス 膠原病,血管炎：ループス腎炎,シェーンライン・ヘノッホ紫斑病 悪性腫瘍：ホジキン病,多発性骨髄腫,固形ガン 薬物：金製剤,ペニシラミン,ブシラミン,ヘロイン 感染症：B型肝炎ウイルス及びC型肝炎ウイルス,梅毒,マラリア 循環器疾患：収縮性心膜炎,うっ血性心不全 過敏性：ハチ毒,ヘビ毒 その他

* Ⅳ-18 ネフローゼ症候群の原因疾患 *

60 胃・十二指腸潰瘍　英文 gastric ulcer, duodenal ulcer

概念

胃液中のペプシンによる消化作用によって，胃・十二指腸粘膜が部分的に欠損した病態をいう。合併症として，出血（吐血，下血），穿孔（腹膜炎），狭窄（食物の通過障害）などがあり，注意が必要である。

成因と病態生理

胃・十二指腸粘膜を傷つける攻撃因子（ペプシン，塩酸）と粘膜を保護する防御因子（粘液，粘膜血流，アルカリ分泌など）のバランスが乱れ，潰瘍が発生する。その原因として，ストレス，薬剤，アルコール，ヘリコバクターピロリ感染などが挙げられる。

症状

上腹部痛，悪心，嘔吐，腹部膨満感，胸やけ，食欲不振などがある。胃潰瘍では食後に，十二指腸潰瘍では空腹時に痛みを訴えることが多い。

診断

①臨床症状　上腹部痛や，圧痛を認める。

②胃X線造影検査　粘膜欠損部に造影剤の貯留（ニッシェ；niche），皺襞集中像を認める。

③**胃内視鏡検査** 胃・十二指腸潰瘍の診断に最も有用で，かつ活動度が分かる。

- 活動期：円形もしくは卵円形の粘膜欠損がある。潰瘍底は白色または淡緑色の厚苔で覆われ，潰瘍周囲に発赤，浮腫，出血などの所見がある（Ⅳ-19）。
- 治癒期：炎症が消失し，潰瘍底の白苔が縮小する。
- 瘢痕期：再生上皮が潰瘍を覆い，白苔が消失している。

④**胃生検** ガンと鑑別するために，潰瘍底の組織を生検で検査する。

治療

①**心身の安静** ストレスを回避するよう指導する。

②**食事療法** 出血など合併症がなければ，厳格な食事制限は必要ないが，長期間の空腹を避けるため，分割少量摂取，あるいは軽い中間食など工夫する。

③**薬物療法** 胃・十二指腸潰瘍治療の主体であり，分泌抑制薬（H2受容体拮抗薬，プロトンポンプ阻害薬），抗コリン薬，胃粘膜保護薬，制酸薬などを適宜使用する。

④**外科治療** 出血，穿孔，狭窄のある場合には，外科手術を行う。

⑤**ヘリコバクターピロリの除菌** ヘリコバクターピロリが原因となっている場合には，抗菌薬，プロトンポンプ阻害薬を用いて除菌する。

経過・予後

大出血や穿孔による腹膜炎など重篤な合併症を起こさない限り予後は良好である。ただし，慢性的に再発を繰り返し，難治性のことがある。

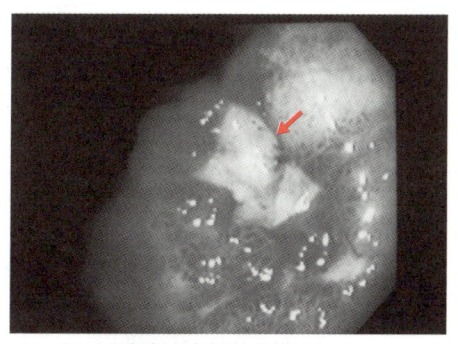

* Ⅳ-19 **胃潰瘍の内視鏡写真** *
白くみえる部分が潰瘍の病変である（矢印）。

61 吸収不良症候群 英文 malabsorption syndrome

概念

糖質・脂質・タンパク質・ビタミン・ミネラル・水・電解質など，栄養素の消化または吸収の障害によって起こされる種々の臨床症状を示す症候群の総称である。

成因と病態生理

各栄養素の消化吸収の過程(管腔内消化，膜消化，膜輸送，細胞内代謝，腸管外への輸送)に障害があると消化吸収不良が起きうる(IV-20)。これらを来す疾患には，IV-21に示すようなものがある。

我が国では比較的少なく，欧米に多いスプルーはほとんどみられない。手術後の消化吸収障害，膵外分泌障害による吸収不良がしばしば問題になる。

症状

①**消化吸収障害による症状** 下痢，脂肪便，腹部膨満感，排ガス増加，腹痛，腎結石などの症状が認められる。

②**各栄養素の欠乏による症状**
- エネルギー不足：体重減少，やせ
- 低栄養，低タンパク：浮腫，無月経，不妊，インポテンツ
- 鉄，ビタミンB_{12}，葉酸欠乏：貧血
- ビタミンK欠乏：出血傾向，紫斑
- 鉄，葉酸，ビタミンB_{12}，ビタミンK，カロチンなどの欠乏：舌炎，口内炎，爪変形，皮膚角化症，末端皮膚炎，色素沈着，浮腫，夜盲症，末梢神経炎

診断

①**栄養障害の確認** 血清タンパク質濃度6.0g/dL以下，総コレステロール120mg/dL以下，貧血，血清Ca低値，血清鉄低下

②**消化吸収不良の確認** 糞便検査(SudanⅢ染色法)，消化吸収試験(糖質：ブドウ糖負荷試験，D-キシロース試験，乳糖負荷試験；脂質：糞便中脂肪定量；タンパク：^{131}I-RISA消化吸収試験，PFD試験)

③**原因疾患の診断** 消化管X線検査，内視鏡検査，生検，腹部エコー検査，CT，ERCP，消化管ホルモン測定など。

治療

一般に栄養状態が悪化しているの

で，栄養療法がまず基本になる。それとともに，原因となった基礎疾患に応じた治療が必要になる。

経過・予後

原因疾患によって異なる。原因を除去できなければ，長期的な予後は一般に悪い。

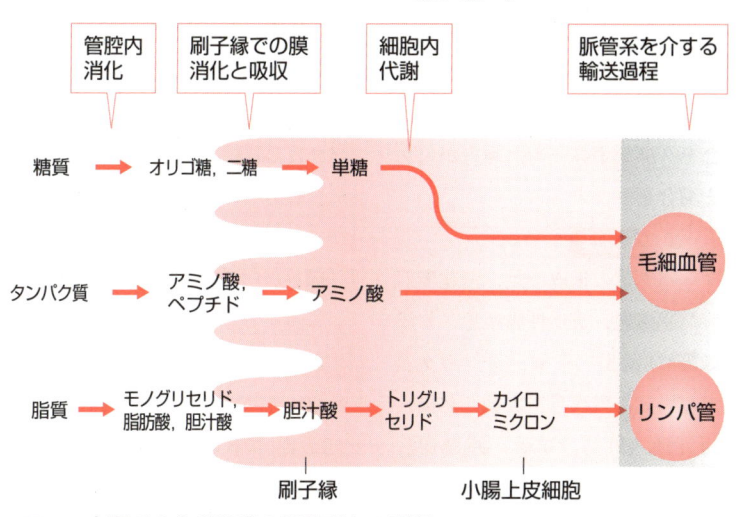

```
管腔内        刷子縁での膜      細胞内       脈管系を介する
消化          消化と吸収        代謝         輸送過程
```

糖質 → オリゴ糖, 二糖 → 単糖 ─────────→ 毛細血管

タンパク質 → アミノ酸, ペプチド → アミノ酸 ────→ 毛細血管

脂質 → モノグリセリド, 脂肪酸, 胆汁酸 → 胆汁酸 → トリグリセリド → カイロミクロン → リンパ管

刷子縁　　　　小腸上皮細胞

＊Ⅳ-20 小腸での各栄養素の消化吸収の過程＊

管腔内消化障害	膵疾患, 胃切除後
ミセル形成不全 （胆汁塩酸欠乏）	肝・胆道系疾患, 停滞腸症候群, 回腸切除, クローン病
刷子縁酵素欠損 輸送タンパク欠損	乳糖不耐症など
吸収面積の減少	セリアックスプルー, 悪性リンパ腫, アミロイドーシス, 短腸症候群
細胞内代謝異常	無リポタンパク欠損症, 感染性腸炎, 免疫不全, 薬剤, 放射線
リンパ系への転送異常	腸リンパ管拡張症, クローン病, ウィップル病, 悪性リンパ腫

＊Ⅳ-21 吸収不良症候群を来す主な疾患＊

62 PEM

英文: protein energy malnutrition

概念

エネルギーかタンパク質，もしくは，その両方が欠乏する栄養失調症である。タンパク質のみが欠乏する場合をクワシオコール，両方が欠乏する場合をマラスムスという。

成因と病態生理

タンパク質の摂取不足，消化吸収障害（膵疾患，炎症性腸疾患，短腸症候群），漏出（下痢，タンパク質漏出胃腸症，腎疾患，広範囲熱傷），利用亢進（外傷，手術，感染症），合成障害（肝障害）などが成因となる。

症状

体力や活動量の減少，低タンパク質血症，浮腫，腹水，免疫能の低下，創傷治癒の遅延，精神活動の低下などが出現する。

診断

食事調査により，エネルギーとタンパク質の摂取量を算出し，必要量と比較する。この場合，どのような食品の摂取不足が生じているのかを知ることも重要である。体重測定を行い，体重減少率，標準体重比，健常時体重比などを算定する。上腕三頭筋部の皮下脂肪厚や筋周囲を測定することにより，エネルギーやタンパク質の蓄積状態を評価する。さらに，血清中のアルブミン，トランスフェリン，プレアルブミン，総リンパ球数などの栄養アセスメントにより診断する。

血清アルブミンが3.1〜3.4g/dLを軽度，2.1〜3.0g/dLを中等度，2.0g/dL以下を高度の低タンパク血症と診断する。

治療

原疾患が存在する場合は，その治療を行い，同時にタンパク質の摂取量を増大させる。経口摂取が困難な場合は，中心静脈栄養や経腸栄養法を用い，さらにアルブミン製剤，アミノ酸製剤を投与し，輸血が行われることもある。

経過・予後

原疾患が治癒され，エネルギーやタンパク質の摂取状態が改善されれば予後はよい。

63 マラスムス 英文 marasmus

概念

エネルギーとタンパク質の両方が欠乏した栄養失調症であり、体重や体脂肪のみならず体タンパク質の喪失も伴っている。

成因と病態生理

外因性の要因として、飢餓やダイエット、さらに嚥下障害による摂取量の減少、下剤の乱用、内因性の要因として、エネルギー消費量の増加（甲状腺機能亢進症、過度な運動）、腸からの吸収低下、栄養素の喪失（糖尿病、ガン）、食欲低下（うつ病、神経性食思不振症、過労、むし歯、感染症、ガン）がある。

症状

体重及び体構成成分の減少、活動量の低下、体力や持続力の低下、寒冷に対する抵抗力の低下が起こる。合併症には貧血、低タンパク質血症、内臓下垂症がみられることがある。

診断

エネルギーとタンパク質の摂取量が著しく不足している場合が多い。どのような食品が不足しているのか、さらに不足する原因は何かを検討する。体重測定を行い、体重減少率、標準体重比、健常時体重比などを算定する。BMI＜18.5の場合、やせと診断され、体重減少率が1ヶ月で5％以上、6ヶ月で10％以上の場合は、マラスムスとなり積極的な栄養管理が必要になる。身体計測により身体の消耗状態を判定し、臨床検査により、どのような栄養素がどの程度の不足状態にあるかを診断する。なお、タンパク質の診断は、**62 PEM**を参照すること。

治療

原疾患が明らかな場合は、その治療を行う。原疾患が存在しない場合は、摂取量を増やして体重増加を図る。食事療法、運動療法、精神療法などで、食欲の改善を図り、摂取量を増大させる。

食欲亢進剤、消化剤を用いることもある。経口摂取が困難な場合は、カテーテルを用いた経腸栄養法や静脈栄養法を用いる。

経過・予後

原疾患が治療され、栄養補給が十分に行われれば、経過も予後もよい。

炎症性腸疾患
英文：inflammatory bowel disease
略語：IBD

炎症性腸疾患として重要なものに，**64 クローン病**と**65 潰瘍性大腸炎**がある。

いずれも腸に炎症性病変があり，腹痛，便通異常や下血などを主な症状とする。長期に病変が続くと栄養障害を来す。

64 クローン病
英文：Crohn's disease

概念

Crohnら（1932年）によって報告された終末回腸に好発する肉芽腫炎症性疾患で，増悪と寛解を繰り返すのが特徴である。現在では口腔から肛門までの消化管のいずれの部位にも発症しうることが明らかにされているが，多くは小腸か大腸に発病し，小腸型，小腸大腸型，大腸型などと分類される。消化管以外にも，関節炎，皮膚病変，眼病変などを伴うことがある。

人口10万人当たりの有病率は5.85人，新規の罹患率は0.51人，死亡率は0.024％である。10〜40歳に好発し，初発年齢としては20歳代が最も多い。男女差はない。

成因と病態生理

原因は不明である。消化管の全層にわたって浮腫，線維化，細胞浸潤などの肉芽腫炎症性変化が起こり，瘻孔を形成したり，穿孔して腹腔内に膿瘍や炎症性腫瘤を作ったりする。

症状

①**大腸型** 下痢，腹痛，血便などが主な症状である。

②**小腸型** 下痢，腹痛，血便のほか，体重減少，低タンパク血症，発育障害，発熱など全身症状を伴う。

③**腸管外合併症** 腸管以外の合併症として，虹彩炎，関節炎，壊死性膿皮症，静脈血栓症，肺線維症，心筋炎などを起こすことがある。

診断

①**臨床症状** 下痢，腹痛，血便などの症状がみられる。

②**炎症所見** 炎症に反応して，CRP

陽性，血沈亢進が認められる。

③ 血液検査　栄養障害が起こり，低タンパク血症，低コレステロール血症，貧血を認める。

④ 注腸造影，内視鏡検査，経口経管小腸二重造影　飛び石病変，縦走潰瘍，敷石像などの所見がある。

治療

入院して安静にし，高カロリー・高タンパク・ビタミン補給を原則とする食事療法と薬物療法が治療の中心になる。こうした内科的治療で効果がなく，腹部膿瘍などの合併症を起こしたときには外科的手術が必要になる。

① 薬物療法　自覚症状や一般症状を改善し，炎症を抑制するために副腎皮質ステロイド薬やサラゾピリンが投与される。治癒効果や再発予防は期待できない。

② 栄養療法　完全静脈栄養（total parenteral nutrition：TPN）や経腸栄養（elemental diet：ED）は低栄養や脱水・電解質異常の改善，腸病変の治癒に有効である。

③ 手術療法　腸管の狭窄，瘻孔形成，腹部膿瘍などの合併症を起こしたときには手術を行う。

経過・予後

再発・再燃を繰り返すので，社会生活に影響が出る。

65 潰瘍性大腸炎　英文 ulcerative colitis

概念

大腸の粘膜表層がびまん性連続性に侵され，びらんや潰瘍を形成する疾患である。直腸やS状結腸に好発し，左側結腸に広がることが多いが，全大腸に及ぶこともある。

20歳代が約1／3で，30歳代，40歳代と合わせ2／3を占め，男女差はない。ただし，小児から高齢者まで発症し，人口10万人当たり0.3～0.5人が年間に発病する。

成因と病態生理

原因は不明であるが，免疫機構の異常や心理学的要因が考えられている。急性期には，大腸粘膜に浮腫，びらん，潰瘍，炎症性ポリープなどがみられる。

症状

粘血便が必発で，下痢，腹痛，発熱，食欲不振がある。重症になるほど出血量が増し，粘血・膿性便となる。長期にわたると，体重減少，貧血，衰弱などの全身症状がみられる。

診断

① 臨床症状　粘血便，下痢，腹痛などの症状が続く。

② 炎症所見　CRP陽性，白血球増加，低タンパク血症が認められる。

③ 注腸造影検査，大腸内視鏡検査，生検　直腸やS状結腸を中心に，連続性に広がるびらんや潰瘍が認められる（Ⅳ-22）。

治療

① 一般療法　全身症状が強いときには，入院して安静にし，脱水・電解質異常・貧血・栄養障害に対する治療を行う。重症例では絶食にして完全中心静脈栄養とする。

② 薬物療法　サラゾピリン，副腎皮質ステロイド薬（注腸，経口，静脈注射），免疫抑制薬などを投与する。

③ 外科治療　薬物療法で効果がないときや，腸管の穿孔，大出血などのある患者では手術を行う。

経過・予後

大部分は内科的治療で寛解に導かれるが，約2／3で再発，再燃を繰り返す。ただし，年数を重ねるとともにその頻度は減少し，局所で穿孔など合併症を起こさなければ生命予後は良好である。

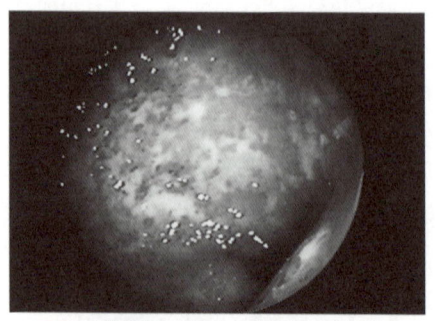

＊Ⅳ-22　潰瘍性大腸炎の内視鏡写真＊
大腸粘膜にびらんや潰瘍が多発している。

66 急性肝炎　英文 acute hepatitis

概念

肝臓がウイルスや薬物などによって急性の傷害を受け，肝細胞の変性，壊死，さらにそれに続いて生体側の炎症反応が加わった病態である。肝機能が低下し，全身倦怠感，食欲不振，悪心，嘔吐，黄疸などを来す。

成因と病態生理

肝炎ウイルス（A～G型の7種類あり，日本ではA，B，C型肝炎ウイルスが問題となる），EBウイルス，サイトメガロウイルス，薬物，アルコール，自己免疫のメカニズムなどによって肝細胞が傷害を受けて発症する。A型肝炎ウイルスは経口感染し，B，C型肝炎ウイルスは血液を介したり，母子感染が起きる。わが国では，ウイルス肝炎のうち，A型が約40％，B型が約25％，C型が約15％で，その他が約20％である。

症状

全身倦怠感，発熱，食欲不振，悪心，嘔吐，黄疸などの症状が出る。自覚症状は1～2週間で消失することが多い。A型ウイルス性急性肝炎はほとんど5～6週間で完全に治癒する。B型ウイルス性肝炎も2～3ヶ月で治癒することが多いが，急激に肝機能が悪化して意識障害などで致命的になる劇症肝炎に移行することもある。C型ウイルス性肝炎では，慢性肝炎に移行する症例が多い。

診断

①**臨床症状**　全身倦怠感，食欲不振，黄疸などがみられる。

②**血液生化学検査**　AST，ALT，ビリルビン（Bil）高値など肝機能異常が認められる。

③**血液凝固検査**　肝細胞の傷害が強いときには凝固因子産生が低下し，プロトロンビン時間（PT）が延長する。

④**免疫血清検査**　ウイルス抗原，抗体検査により原因ウイルスを検出する。病期により，抗原抗体の検出が推移する。

⑤**腹部エコー検査**　肝臓の腫大を認める。

治療

安静と食事療法が主体を占める。急性期には，食欲がなく，悪心などの消化器症状も強いので，食事は消

化吸収のよい糖質主体とする。回復期になると、傷害された肝細胞の回復を促進するよう、高タンパク・高カロリー食とする。

劇症肝炎の場合には、経口摂取は困難で、中心静脈栄養もしくは経管経腸栄養とし、全身管理を行う。

経過・予後

① **A型肝炎** 発症後数週間で自然治癒することが多い。

② **B型肝炎** 2〜3ヶ月で治癒するが、一部に劇症肝炎になる症例がある。

③ **C型肝炎** 慢性化することが多く、さらに肝硬変、肝ガンへと進展することもある（Ⅳ-23）。

④ **薬剤性肝炎** 原因薬剤を中止すれば一般に2〜4週間で治癒するが、劇症肝炎になるケースもある。

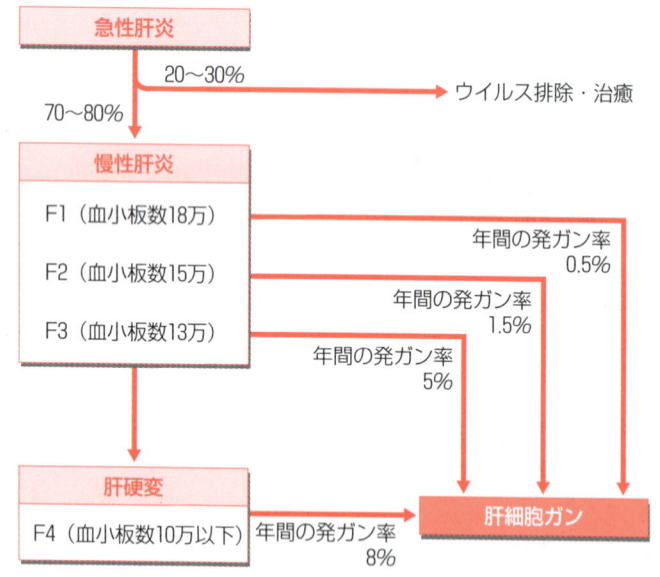

⑤ **アルコール性肝炎** 飲酒を続ければ、肝硬変に至ることもある（Ⅳ-24）。

```
急性肝炎
  │ 20〜30% ──→ ウイルス排除・治癒
  │ 70〜80%
  ↓
慢性肝炎
  F1（血小板数18万）──→ 年間の発ガン率 0.5%
  F2（血小板数15万）──→ 年間の発ガン率 1.5%
  F3（血小板数13万）──→ 年間の発ガン率 5%
  ↓
肝硬変
  F4（血小板数10万以下） 年間の発ガン率 8% ──→ 肝細胞ガン
```

* **Ⅳ-23 C型肝炎の自然経過** *

急性肝炎は、70〜80%で慢性肝炎となり、肝線維化が進展していく。肝線維化が進展するほど、年間のガン発生率が高くなる。

資料）白鳥康史ほか：「週刊日本医事新報No.4155」日本医事新報社、2003年より改変

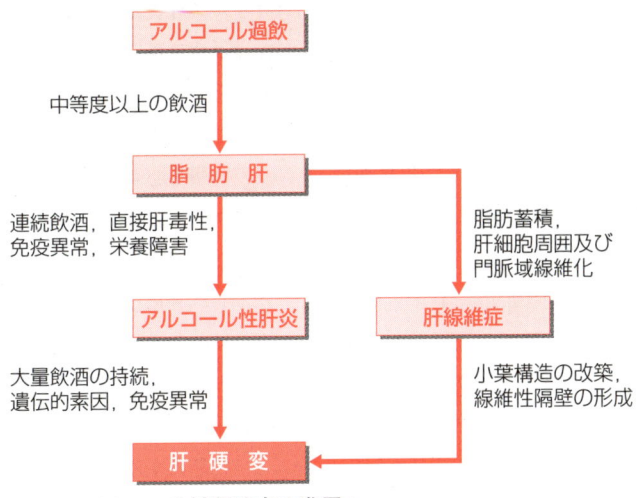

```
アルコール過飲
    │ 中等度以上の飲酒
    ▼
  脂肪肝 ─────────────┐
    │ 連続飲酒，直接肝毒性，   │ 脂肪蓄積，
    │ 免疫異常，栄養障害      │ 肝細胞周囲及び
    ▼                    │ 門脈域線維化
アルコール性肝炎          肝線維症
    │ 大量飲酒の持続，       │ 小葉構造の改築，
    │ 遺伝的素因，免疫異常    │ 線維性隔壁の形成
    ▼                    ▼
         肝硬変
```

* Ⅳ-24 アルコール性肝障害の進展 *

67 慢性肝炎　英文 chronic hepatitis

概念

急性肝炎に罹患後，6ヶ月以上にわたって肝内に炎症が残り，臨床症状や肝機能異常が遷延する病態をいう。

成因と病態生理

我が国では肝炎ウイルスの持続感染によるものが圧倒的に多い。このうち約30％はB型肝炎ウイルス，70％がC型肝炎ウイルスによる。そのほか，アルコール，自己免疫，薬剤アレルギーによるものもある。慢性肝炎では，肝臓内の門脈域を中心に，円形細胞や線維の新増生があり，様々な程度の肝細胞変性，壊死を起こしている。

症状

全身倦怠感，易疲労感，食欲不振，腹部膨満感，皮膚瘙痒感，黄疸などを訴える。他覚的には，肝臓の腫大を触知し，皮膚にクモ状血管腫（小血管がクモの足のように放射状に広がる），手掌紅斑（手掌が斑状に赤くなる），色素沈着を認める。

診断

① **病歴** 急性肝炎の既往がある。

② **臨床症状** 全身倦怠感,食欲不振,黄疸などが認められる。

③ **肝機能検査** AST・ALT高値,γ-グロブリン上昇,硫酸亜鉛混濁試験(ZTT)・チモール混濁試験(TTT)の上昇,インドシアニン(ICG)排泄の遅延など肝機能異常を示す所見がある。

④ **ウイルス抗原,抗体検査** 慢性肝炎の原因となったウイルスを同定する。

⑤ **画像検査** エコー検査,核医学検査,CT検査などで肝臓腫大などを認める。

⑥ **肝生検** 肝組織所見として,門脈域の線維性拡大と単核球の浸潤及び実質の壊死,炎症反応が認められる。

治療

① **薬物療法** 抗ウイルス療法(C型ウイルス肝炎に対するインターフェロン療法など),免疫賦活療法,肝庇護剤などを使用する。

② **食事療法** 栄養素のバランスがとれた食事を心がける。

③ **社会生活** 肝機能の安定している時期には社会生活が可能である。ただし,食後は安静とし,睡眠を十分にとるよう指導する。旅行などは無理のない程度とする。肝機能が悪化しているときには入院し,安静にする。

経過・予後

数年から20～30年に亘って肝機能が軽快と増悪を繰り返す。

B型肝炎では,HBe抗体が陽性であれば予後はよいが,HBe抗原が長期に陽性の症例は肝硬変に移行することが多い。

C型肝炎では,抗体が持続して陽性のものでは肝硬変へ進展する例が多い(p.134, Ⅳ-23)。

68 肝硬変 （かんこうへん） 英文 liver cirrhosis 略語 LC

概念

様々な原因による肝細胞の壊死・変性・炎症と,それに伴う線維化と肝細胞の再生が持続性あるいは反復性に起こり,肝臓の基本構造に改築が生じた病態で,慢性肝障害の終末

像である。肝臓は硬くなって表面は凹凸不整となり，門脈を中心とする脈管系の循環障害と，タンパク質合成能低下などの肝機能不全が問題になる。

わが国の患者数は約20万人と推定されている。

成因と病態生理

慢性的に肝細胞傷害を起こす病因が肝硬変の成因になる。

通常型肝硬変を起こす成因としては，B型肝炎ウイルス，C型肝炎ウイルスが最も多く，アルコール，自己免疫なども原因となる（Ⅳ-25）。このほか，特殊な型の肝硬変を起こす病因として，代謝異常（ヘモクロマトーシス，ウイルソン病など），うっ血（心臓性肝硬変，バッドキアリ症候群など），胆汁うっ滞（原発性胆汁性肝硬変，先天性胆道閉鎖症など），寄生虫症（日本住血吸虫症など）などがある。

肝細胞の機能不全により，タンパク質・脂質合成障害（アルブミン低値，血液凝固因子低下，コリンエステラーゼ低値），代謝障害（ビリルビン代謝異常による黄疸，アンモニア排泄低下による肝性脳症，薬物の排出障害）などが生じる。

また，再生結節や線維化によって肝内での血流に障害が起こり，門脈圧が亢進して，脾腫，食道・胃静脈瘤，腹壁静脈怒張，脾機能亢進による汎血球減少などが起きる。

症状

肝硬変では肝機能が比較的安定している代償期と，肝不全状態に陥った非代償期がある。

① **代償期** 自覚症状は軽く，全身倦怠感，腹部膨満感程度である。他覚的には，皮膚のクモ状血管腫，手掌紅斑，肝臓腫大，脾腫などを認める。

② **非代償期** 肝機能不全，循環動態の変化による症状が現れる。高度の全身倦怠感，悪心・嘔吐，黄疸，

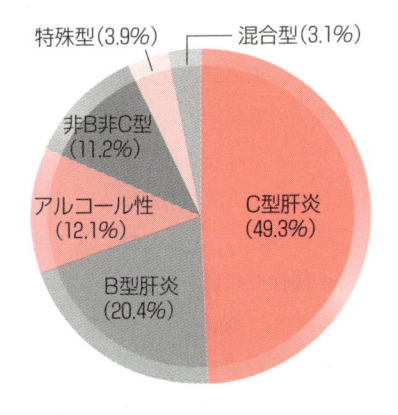

特殊型(3.9%) — 混合型(3.1%)
非B非C型(11.2%)
アルコール性(12.1%)
B型肝炎(20.4%)
C型肝炎(49.3%)

Ⅳ-25 肝硬変の病因

下腿浮腫を訴える。

アンモニアなどの代謝異常産物が脳機能に障害を与える肝性脳症を起こせば，精神障害，意識障害が現れる。黄疸，腹水，アンモニア臭，静脈瘤破裂による消化管出血もみられる。

診断

① **病歴** 慢性肝障害の存在。

② **臨床症状** 全身倦怠感などの自覚症状，黄疸，クモ状血管腫，手掌紅斑などの他覚的所見がある。

③ **末梢血液検査** 血小板減少，貧血が認められる。

④ **血液生化学検査** AST・ALT・LDH・γ-GTP高値，アルブミン低下，γ-グロブリン増加，ZTT・TTT上昇，血液凝固因子低下によるプロトロンビン時間延長，ヘパプラスチンテスト低値，血中アンモニア増加，アミノ酸インバランスなど多彩な所見がある。

⑤ **ICG試験** 排泄が遅延する。

⑥ **血清免疫検査** HB_s抗原，HCV抗体が陽性の症例がある。

⑦ **画像検査** 腹部エコー検査，CT検査で肝臓表面不整，辺縁が鈍，左葉腫大，脾臓腫大などの所見がある。

⑧ **肝生検** 肝臓に偽小葉を認める。

⑨ **上部消化管内視鏡検査** 食道・胃静脈瘤を認めることがある。

治療

① **代償期** 病態の進行を防ぐための生活・食事指導を行い，肝庇護薬を投与する。アルコール性肝硬変，ウイルス肝硬変では禁酒させる。

② **非代償期** 続発症に対応する。

- **腹水**：塩分を制限し，利尿薬を投与する。
- **肝性脳症**：ラクツロースや抗菌薬を投与し，高アンモニア血症を是正する。アミノ酸バランス異常の対策として，特殊アミノ酸製剤の点滴静注，経口投与を行う。便秘は脳症を誘発するので，便秘にならないよう注意する。
- **食道静脈瘤**：内視鏡的硬化療法，手術療法を行う。

③ **根本的治療** 適応があり，ドナーがいれば，肝臓移植を行う。

経過・予後

肝硬変の併発症の種類と程度によって予後は異なる。消化管出血，肝細胞機能不全，肝細胞ガン（5年間の経過で20〜30％に発症）が死因となる。

69 慢性膵炎　英文 chronic pancreatitis

概念

膵臓の実質細胞が破壊，脱落し，不規則な線維化や膵石を形成するもので，膵内外分泌異常により消化吸収障害，糖尿病が出現する。

成因と病態生理

全国に1万～1万5千人の患者がいると推定される。その原因として，アルコールが約59％を占め，このほか，胆石症，急性膵炎，副甲状腺機能亢進症，高脂血症などが原因になる。

症状

上腹部痛が主症状で，激しい腹痛を来す急性増悪期と，腹痛のない間欠期がある。このほか，悪心，嘔吐，全身倦怠感，食欲不振，腹部膨満感，糖尿病症状などがある。

診断

①**臨床症状**　腹痛，悪心など消化器症状が訴えられる。

②**血液生化学検査**　急性増悪期には，アミラーゼ，リパーゼ，トリプシン，エラスターゼⅠなど膵酵素が上昇する。血糖は高値になる。

③**膵外分泌機能検査**　セクレチン試験，便中キモトリプシン濃度検査，PFD試験などで異常所見がある。

④**膵内分泌機能検査**　ブドウ糖負荷試験で耐糖能異常がある。

⑤**画像検査**　腹部単純X線検査，エコー検査，CT検査などで膵石，主膵管の不整拡張，膵のう胞などの所見がある。逆行性内視鏡的胆道膵管造影（ERCP）で主膵管の狭窄，閉塞，不整拡張，分枝膵管ののう胞状拡張などがみられる。

治療

①**成因の除去**　禁酒する。過労やストレス，脂肪の過剰摂取を控えるよう生活指導する。

②**対症療法**

・急性増悪期は，絶食，点滴，タンパク分解酵素阻害薬などで治療する。
・間欠期は，疼痛対策（鎮痛薬，鎮痙薬，精神安定薬），消化酵素薬，糖尿病に対する食事療法とインスリン治療などを行う。

③**外科手術**　難治性疼痛，膵のう胞，総胆管の高度狭窄は手術を行う。

経過・予後

慢性に経過する。死因の過半数は，糖尿病及び慢性合併症による。

貧血 (英文: anemia)

主な貧血として，**70 鉄欠乏性貧血**，**71 巨赤芽球性貧血**，**72 再生不良性貧血**がある。

貧血とは血液の単位容積当たりの赤血球数もしくはヘモグロビン濃度が減少した病態を総称する。一般には，ヘモグロビン濃度が男性で13g/dL未満，女性で12g/dL未満を貧血と定義する（WHO）。

70 鉄欠乏性貧血 （英文: iron deficiency anemia 略語: IDA）

概念
鉄が欠乏して赤芽球内でのヘモグロビン合成が障害されて起きる貧血の病態をいう。鉄欠乏性貧血は貧血の中で最も頻度が高く，成人女性の約8％にみられる。

成因と病態生理
①鉄の供給の低下（極端な偏食，胃切除後），②鉄の吸収不良（吸収不良症候群），③慢性の出血による鉄の喪失（消化管の潰瘍やガンによる出血，痔核，過多月経，子宮筋腫など），④需要の亢進（成長期，妊娠など）などが鉄欠乏の主な原因である。

症状
貧血による顔色不良，息切れ，動悸，めまい，頭痛，易疲労感のほか，鉄欠乏による爪の変形（スプーン状爪）（Ⅳ-26），舌炎，嚥下障害などが起きる。

診断
①**末梢血液検査** 小球性低色素性貧血で，赤血球の大小不同と奇形，菲薄化が目立つ（Ⅳ-27）。

②**血液生化学検査** 血清鉄とフェリチンが減少し，総鉄結合能（TIBC），不飽和鉄結合能（UIBC）が増加している。

治療
①**鉄の補充** 経口鉄剤を服用する。消化管障害などで内服できないときには静注する。

②**原疾患の治療** 消化管出血，子宮筋腫など，鉄欠乏の原因を検索し，基礎疾患の治療を行う。消化管の

ガンでは手術が必要である。

経過・予後

基礎疾患を治療し、鉄剤を適切に補えば予後は良好である。ただし、再発しやすい。特に女性の過多月経や子宮筋腫では、鉄剤で治療すると比較的速やかに改善するが、服薬を中止すると再び貧血になることが多い。

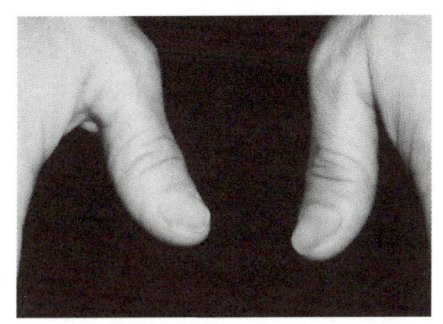

＊Ⅳ-26 鉄欠乏性貧血によるスプーン状爪＊
爪がもろくなり、凹状となる。はがれやすく、傷つきやすくなる。

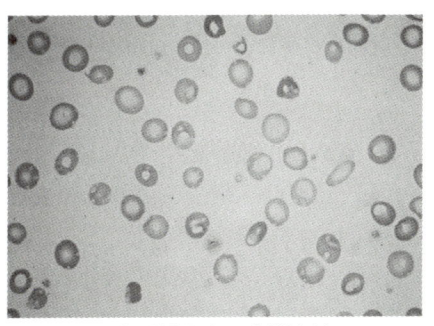

＊Ⅳ-27 鉄欠乏性貧血の末梢血液＊
赤血球に大小不同がみられ、奇形のものもある。また、赤血球の中央の淡明部分が拡大し、菲薄状態になっている。

71 巨赤芽球性貧血　英文 megaloblastic anemia

概念

ビタミンB_{12}もしくは葉酸の欠乏により核酸代謝に異常が生じ，赤芽球の成熟が障害されて巨赤芽球となり，無効造血の結果，大球性正色素性貧血を起こす病態である。

成因と病態生理

ビタミンB_{12}欠乏は，摂取不足（厳密な菜食主義者），吸収不良（悪性貧血，胃全摘手術後，吸収不良症候群），需要増大（妊娠，悪性腫瘍），利用障害（肝障害，先天性ビタミンB_{12}代謝異常症）などが原因で発症する。

ビタミンB_{12}の吸収には胃酸に含まれる内因子が必須であり，胃が全摘出された患者や，抗内因子抗体がある悪性貧血では，ビタミンB_{12}が吸収できないために発症する。

葉酸欠乏は，摂取不足（アルコール中毒，偏食），吸収不良（吸収不良症候群），需要増大（妊娠），利用障害（葉酸拮抗薬使用，肝障害）などで起きる。

症状

貧血の一般症状として，息切れ，動悸，めまい，易疲労感などがある。

そのほか，ビタミンB_{12}欠乏症では，食欲不振，萎縮性舌炎（ハンター舌炎），末梢神経障害，脊髄後索・側索障害による腱反射減弱，位置覚や振動覚の低下，知覚鈍麻，しびれなども出現する。

診断

①**血液検査**　大球性正色素性貧血で，好中球の核の過分葉（Ⅳ-28）がある。

②**血液生化学検査**　血清ビタミンB_{12}もしくは葉酸を定量し，低下している。無効造血を反映してLDHが上昇している。

③**血清学的検査**　悪性貧血では抗内因子抗体，抗胃壁細胞抗体が陽性になる。

④**シリング試験**　悪性貧血では，ビタミンB_{12}の吸収不良が認められる。

⑤**骨髄検査**　骨髄中に巨赤芽球の存在を認める（Ⅳ-29）。

治療

①**ビタミンB_{12}欠乏症**　ビタミンB_{12}製剤を筋注する。悪性貧血や胃全摘出後の患者では，経口でビタミ

ンB₁₂製剤を服用しても吸収されないので効果はない。治療が遅れると，神経障害が改善されない。

②葉酸欠乏症　葉酸を経口投与もしくは注射する。

経過・予後

不足を補充すれば予後は良好。ただし，悪性貧血は自己免疫疾患であり，ほかの自己免疫疾患や悪性腫瘍の合併に注意する。

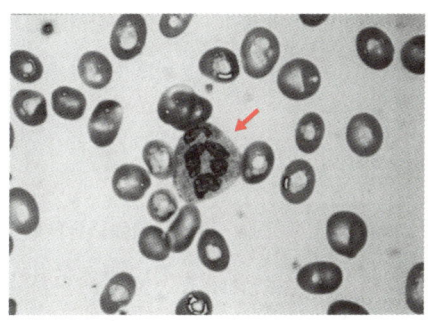

＊Ⅳ-28 好中球の核の過分葉＊
好中球の核が7～8核に分葉している（矢印）。

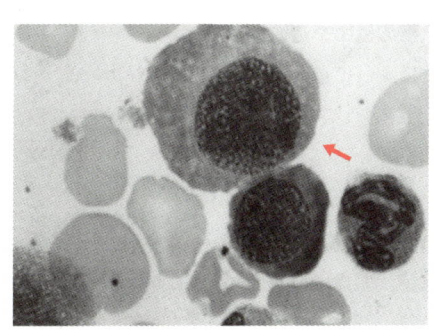

＊Ⅳ-29 骨髄中の巨赤芽球＊
赤芽球が巨大化し，核の成熟が遅れている（矢印）。

72 再生不良性貧血　aplastic anemia

概念

多能性幹細胞の障害が原因となって骨髄の低形成，末梢血液の汎血球減少（貧血，白血球減少，血小板減少）を来す。我が国の患者数は4,000〜6,000人と推定されている。

成因と病態生理

先天性の異常としてファンコニ貧血がある。後天性の再生不良性貧血では，原因が明らかでない特発性と，薬物（抗菌薬，鎮痛薬，抗炎症薬など），放射線などが原因で起きる二次性のものがある。特発性再生不良性貧血は，自己免疫的機序や造血微細環境の障害などによって造血幹細胞に異常があると想定されている。

症状

①**貧血による症状**　顔面蒼白，息切れ，動悸，めまい，立ちくらみ，易疲労感，頭重感，頭痛，微熱などがみられる。

②**白血球減少による症状**　気道感染症や尿路感染症などを併発し，発熱などを訴える。

③**血小板減少による症状**　皮膚や粘膜からの出血傾向が起きる。

診断

①**臨床症状**　貧血，発熱，出血傾向などがみられる。

②**血液検査**　汎血球減少があり，貧血は正球性正色素性である。

③**骨髄検査**　低形成で脂肪髄になっている。血球の形態異常はない。

④**血液生化学検査**　血清鉄高値，不飽和鉄結合能低下，フェリチン増加，エリスロポエチン高値である。

⑤**鉄代謝検査**　血漿鉄消失時間が延長し，赤血球鉄利用率が低下する。

治療

①**重症**　骨髄移植，免疫抑制療法（抗リンパ球グロブリン，ステロイド・パルス療法，シクロスポリンなど）を行う。

②**中等症，軽症**　免疫抑制療法，タンパク同化ホルモン薬投与などを行う。

③**補充療法**　必要に応じて，成分輸血を施行する。感染症を併発しているときには抗菌薬を投与する。

経過・予後

軽症・中等症例は予後が比較的良いが，重症例は予後が不良である。

73 甲状腺機能亢進症 英文 hyperthyroidism

概念

甲状腺ホルモンが過剰に分泌され、代謝亢進、自律神経刺激などによる種々の臓器に影響のある病態である。頻度はわりと高く、住民検診では1,000人に1～6人程度が発見され、40歳以上の成人を対象とした疫学調査では0.6％が罹患していたとの報告がある。

成因と病態生理

甲状腺ホルモンが過剰に分泌され、甲状腺機能亢進症を来す病態にはいくつかの疾患がある（Ⅳ-30）。このうち80％以上はバセドウ病（グレーブス病ともいう）が原因で、バセドウ病は、TSH受容体に対する抗TSH受容体抗体による甲状腺過剰刺激が原因となった自己免疫疾患であると考えられている。

症状

甲状腺ホルモンによる物質代謝の亢進、交感神経系の亢進により、頻脈、手指振戦、発汗過多、体重減少、精神不安定など全身的な代謝亢進症状が主体となる。バセドウ病では、眼球突出、甲状腺腫脹もみられる。

診断

① **臨床症状** 多汗、頻脈などの症状が目立つ。

② **甲状腺ホルモン検査** バセドウ病では総T_4・遊離T_4・総T_3・遊離T_3が高値になり、負のフィードバック機構を反映してTSHが低値である（Ⅳ-31）。

③ **画像検査** エコー検査、シンチグラム検査で甲状腺腫を検出する。

④ **自己抗体検査** バセドウ病では抗マイクロゾーム抗体、抗サイログロブリン抗体、抗TSH受容体抗体が高率に陽性になる。

⑤ **その他** アルカリホスファターゼが上昇し、総コレステロールは低値になる。

治療

薬物療法（抗甲状腺薬）、放射性ヨード治療、外科的療法が行われる。

経過・予後

バセドウ病は抗甲状腺薬で平均2年くらいで寛解になるが、投薬を中止すると2年以内に40～60％くらいが再発する。プランマー病などの腺腫は外科手術をする。

- バセドウ病(グレーブス病)
- 中毒性結節性甲状腺腫(プランマー病)
- 中毒性多結節性甲状腺腫(腺腫様甲状腺腫)
- 破壊性甲状腺炎(亜急性甲状腺炎,無痛性甲状腺炎,急性化膿性甲状腺炎)
- その他〔TSH産生腫瘍,hCG産生腫瘍(胞状奇胎,悪性絨毛上皮腫),甲状腺ホルモン過剰摂取〕

* Ⅳ-30 **甲状腺機能亢進症を来す主な疾患** *

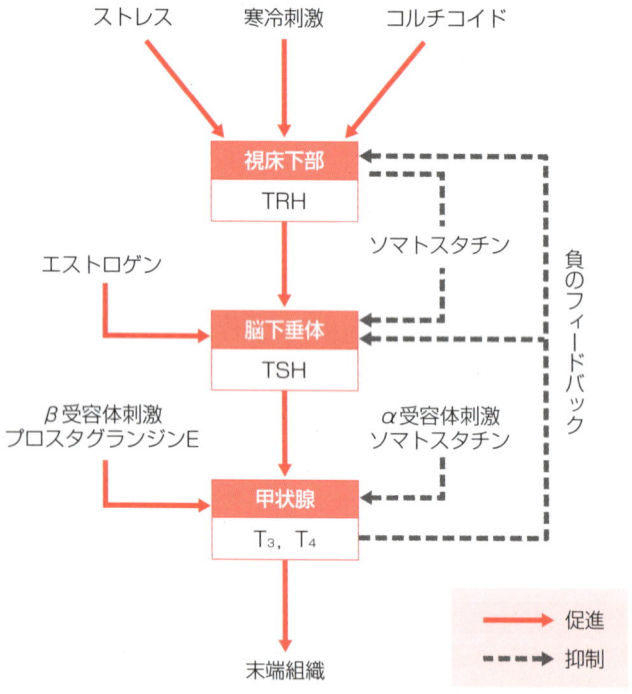

ストレス　寒冷刺激　コルチコイド

↓　↓　↓

視床下部
TRH

ソマトスタチン

エストロゲン →

脳下垂体
TSH

負のフィードバック

β受容体刺激
プロスタグランジンE

α受容体刺激
ソマトスタチン

甲状腺
T_3, T_4

↓
末端組織

→ 促進
⇢ 抑制

* Ⅳ-31 **甲状腺ホルモンの分泌調節** *

外部の刺激などにより,視床下部から甲状腺刺激ホルモン放出ホルモン(TRH)→脳下垂体から甲状腺刺激ホルモン(TSH)→甲状腺から甲状腺ホルモン(T_3, T_4)の分泌が促進される。甲状腺ホルモンの血中濃度が高くなると,負のフィードバックによって分泌が抑制され,血中濃度が一定に保たれる。

74 甲状腺機能低下症　英文 hypothyroidism

概念

甲状腺ホルモンの分泌低下，もしくは甲状腺ホルモンに対する感受性の低下により，末梢組織で甲状腺ホルモン作用が不足して種々の症状を来す病態である。甲状腺機能低下症のために硬い浮腫を認めるものを「粘液水腫」，先天性の甲状腺機能低下症で身体ならびに精神の発達が遅延した病態を「クレチン病」と呼ぶ。

成因と病態生理

甲状腺機能低下症には，甲状腺自体に異常がある原発性，下垂体もしくは視床下部に病変のある中枢性，そして末梢組織での甲状腺ホルモンレセプター異常によるホルモン不応性の3種類がある。このうち，甲状腺に対する自己免疫が原因となって甲状腺組織が破壊される慢性甲状腺炎（発見者にちなんで橋本病という）の頻度が最も高い。

橋本病は女性の10人に1人という高い頻度でみられ，男女比は1：20以上である。すべての年齢に発症しうるが，30～50歳代の中年女性での発症が多い。

症状

甲状腺ホルモンは全身の組織に作用するので，不足すると多彩な症状が出る。また，そのために，ほかの疾患と間違えられやすく，たとえば活動力低下からうつ病や認知症と間違えられたりする。

① **全身症状**　寒さに弱い，発汗減少，嗄声，全身倦怠感，易疲労感，体重増加，低体温，月経異常など

② **消化器症状**　食欲減少，便秘

③ **循環器**　徐脈，息切れ

④ **皮膚**　硬い浮腫（粘液水腫），皮膚の乾燥，頭髪の脱毛，眉毛の外1/3の脱毛

⑤ **神経筋**　こむらがえり，アキレス腱反射の弛緩相遅延

⑥ **精神症状**　活動性低下，記憶障害，言語緩慢

診断

① **臨床症状**　活動性低下など多彩な症状がある。

② **甲状腺ホルモン検査**　橋本病では，甲状腺ホルモン（総または遊離T_4，T_3）が低下し，TSHが高値になる。

③**自己抗体検査** 橋本病では抗サイログロブリン抗体，抗甲状腺ペルオキシダーゼ抗体が高率に陽性である。

④**甲状腺エコー検査** 橋本病では，深部エコーの低下を伴うびまん性甲状腺腫を認める。

⑤**その他の検査** 総コレステロール，トリグリセリド，AST，CK，LDHなどが高値になる。貧血も認められる。

治療

甲状腺ホルモン薬を投与する。

経過・予後

甲状腺ホルモンを生涯服用すれば，日常生活に支障はない。

メタボリック・シンドロームの診断基準

近年の過栄養や運動不足は，糖代謝や脂質代謝などさまざまな障害を起こし，ひいては糖尿病，高脂血症，動脈硬化性疾患などを招いている。こうしたことから「メタボリック・シンドローム」という概念が提唱された。欧米ではWHOなどが，日本では日本内科学会（2005年）が下記のような診断基準を提唱している。

内臓脂肪（腹腔内脂肪）蓄積	
ウエスト周囲径	男性≧85cm 女性≧90cm
（内臓脂肪面積：男女とも≧100cm^{2}に相当）	
上記に加え以下のうち2項目以上	
高トリグリセライド血症 　かつ／または 低HDLコレステロール血症	≧150mg/dL <40mg/dL
収縮期血圧 　かつ／または 拡張期血圧	≧130mmHg ≧85mmHg
空腹時高血糖	≧110mg/dL

＊**メタボリック・シンドロームの診断基準（日本内科学会，2005）**＊

75 クッシング症候群 Cushing's syndrome

概念

慢性のコルチゾール過剰によって起きる症候群である。我が国では比較的まれであるが，高血圧症患者の約0.2%を占めるとの報告がある。男女比は1：6.7で女性に多く，40歳代に発病のピークがある。

成因と病態生理

クッシング症候群の原因には，①副腎皮質の腫瘍（ほとんどが腺腫，まれにガン）によるコルチゾール過剰分泌，②原発性副腎皮質過形成（異形成），③下垂体からの副腎皮質刺激ホルモン（ACTH）過剰分泌（クッシング病），④腫瘍による異所性ACTH産生がある。我が国では，副腎腫瘍が約50%，下垂体性が約40%，その他が10%程度である。

症状

中心性肥満（満月様顔貌，水牛様脂肪沈着），タンパク質異化作用による皮膚の萎縮と赤色皮膚線条，糖代謝異常による糖尿病，骨吸収促進による骨粗鬆症，病的骨折，筋力低下，筋萎縮，高血圧，多毛，ざ瘡，月経異常，不眠・不穏・うつ状態など精神症状などがある。免疫機能低下のために感染症に罹りやすい。

診断

①**臨床症状**　中心性肥満がある。

②**副腎皮質ホルモン検査**　コルチゾール過剰分泌を確認する。

③**画像検査**　エコー，CT，MRI検査などにより，副腎腫瘍，下垂体腫瘍を診断する。

治療

①**副腎腫瘍**　副腎の摘出術を行う。

②**原発性副腎皮質過形成**　両側副腎を摘出し，ヒドロコルチゾンを補充する。

③**下垂体腫瘍**　摘出術，放射線照射，薬物療法などを行う。

④**異所性ACTH産生腫瘍**　可能ならば手術を行う。手術できないときには薬物療法を行う。

経過・予後

未治療では，感染症，高血圧や動脈硬化による心・血管・腎障害で死亡する。副腎腺腫，下垂体腺腫で腫瘍を摘出すれば治癒例もあるが再発することもある。ガンでは予後不良である。

76 全身性エリテマトーデス

英文：systemic lupus erythematosus
略語：SLE

概念

抗核抗体など多彩な自己抗体と免疫複合体沈着による全身多臓器病変を特徴とする慢性炎症性疾患である。罹患率は人口10万人当たり5〜10人で，推定患者は約3万人である。男女比は1：9〜10と圧倒的に女性に多く，20〜40歳代に好発する。

成因と病態生理

原因は不明であるが，遺伝的素因，環境要因，内分泌環境が作用して免疫寛容を破綻させ，自己抗体の持続的産生をもたらして免疫複合体の沈着により組織障害が引き起こされる。

症状

多彩な症状が同時あるいは経時的に出没する。

①全身症状　発熱，倦怠感，易疲労感，体重減少，食欲不振などがみられる。

②皮膚・粘膜症状　鼻梁から両頬部に広がる蝶形紅斑が特徴であるが，種々の皮疹，頭髪の脱毛，日光過敏症，口腔粘膜や鼻腔粘膜の潰瘍などがみられる。

③関節症状　約80％に関節痛がある。

④臓器症状　下記の症状がみられる。

・腎臓：タンパク尿，血尿，ネフローゼ症候群
・肺：胸膜炎，胸水貯留，間質性肺炎
・心臓：心外膜炎，心筋炎，心内膜炎，心筋梗塞
・神経：痙攣発作，精神症状，髄膜炎
・消化器：腹痛，嘔吐，腹膜炎，肝機能障害
・血管：血管炎により循環不全や壊死

診断

①臨床症状　多彩な症状が出現する。

②末梢血液　汎血球減少がある。

③免疫血清検査　抗核抗体，抗DNA抗体，抗Sm抗体，リウマトイド因子など自己抗体を検出する。高γ-グロブリン血症と，補体価低値をみる。

治療

副腎皮質ステロイド薬，免疫抑制薬を中心に治療する。

経過・予後

慢性に増悪と寛解を繰り返す。5年生存率は90％を超え，感染症，心血管障害，腎不全などが死因となる。

77 関節リウマチ

英文: rheumatoid arthritis
略語: RA

概念

関節を主病変とし，全身の支持組織を多発性に侵す慢性の炎症性疾患である。進行すると，関節の破壊と変形が生じる。

好発年齢は20～50歳代で，男女比は約1：4である。

成因と病態生理

マイコプラズマやウイルスなどの微生物感染が原因とも考えられるが，真の原因は不明である。

症状

①関節症状　多発性・対称性に関節に炎症が生じる。初期には朝に関節がこわばるのが特徴で，やがて関節痛，腫脹が起こり，さらに関節の破壊，変形，強直へと進む（p.90, Ⅲ-23）。

②関節外症状　皮下結節，間質性肺炎，肺線維症，胸膜炎，血管炎，強膜炎，虹彩毛様体炎，心膜炎，心筋炎など，多彩な症状が出る。

③合併症　続発性アミロイドーシスによる腎障害，心障害などが起きることがある。シェーグレン症候群などとの合併もある。

診断

①臨床症状　多発性，対称性の関節炎が特徴である。

②血清検査　リウマトイド因子が陽性，CRPが陽性である。

③骨・関節X線写真　骨びらん，破壊，強直など骨・関節の変化がある。

治療

①生活指導　過労を避け，十分な栄養と休養をとり，全身状態を良くする。罹患部の保温に努め，加重負荷を少なくする。関節の屈伸運動をして可動範囲を保つ。

②薬物療法　非ステロイド系抗炎症薬，金製剤，D-ペニシラミン，副腎皮質ステロイド薬，免疫抑制薬などを適宜使用する。

③外科療法　関節の破壊・変形が強く，関節機能が著しく損なわれたときには手術し，人工関節に置換する。

経過・予後

完全寛解する例は少なく，多くは病変が進行性である。関節外症状として血管炎などのみられる症例では予後が不良である。

78 脳血管障害　英文 cerebral vascular disease

概念

　脳血管の病理学的変化，あるいは灌流圧・血漿成分・血球成分の変化などによって脳に一過性もしくは持続性に虚血または出血を来した病態を脳血管障害という。脳出血（脳内出血，クモ膜下出血），脳梗塞，一過性脳虚血発作，脳血管不全症，高血圧性脳症，脳血管奇形などが含まれる。

　脳出血は60～70歳代にピークがあり，男性に多い。脳梗塞は高齢になるほど発症率が高く，男女比は3：2で男性に多い。

成因と病態生理

　脳出血は，高血圧，動脈瘤，脳動静脈奇形などが原因となって起こり，出血ならびに脳浮腫によって脳組織が障害される。脳梗塞は，脳血管の狭窄や閉塞により血流を途絶したり，あるいは血栓・腫瘍細胞・脂肪などが血管につまり，脳の一部が壊死を起こした病態である。

　これらの結果，急性期には頭蓋内圧が亢進し，呼吸や循環不全を起こして危険なことがある。回復しても，脳組織の損傷による運動障害や感覚麻痺などの後遺症がしばしばみられる。

　高血圧，心疾患，糖尿病，高脂血症，多血症，飲酒，喫煙，肥満，経口避妊薬服用などが脳血管障害を起こす危険因子となる。

症状

　頭痛，片麻痺，意識障害，めまい，感覚障害，歩行障害，痙攣，尿失禁，視力・視野障害，言語障害などを生じる。障害された部位により，特徴的な麻痺が起きる（Ⅳ-32）。

診断

① **臨床症状**　運動・感覚障害などがみられる。
② **画像検査**　CT，MRI，MRA検査などで出血や梗塞を確認する。必要により脳血管造影検査を行う。
③ **尿・血液生化学検査**　糖尿病，高脂血症など基礎疾患の有無を診断する。

治療

① **急性期**　呼吸・循環など全身管理を行う。血圧コントロール，脳浮腫治療も重要である。

②**慢性期** 後遺症に対するリハビリテーション，再発予防のための危険因子となる疾患の治療を行う。高血圧症，高脂血症，糖尿病などのある患者では，それぞれに応じた食事，生活療法，薬物療法が重要である。

経過・予後

障害の部位と程度で差異がある。脳幹部の血管障害では呼吸不全を来し，予後は不良である。また，急性期から回復しても麻痺などの後遺症を残したり，再発することも多いので注意が必要である。

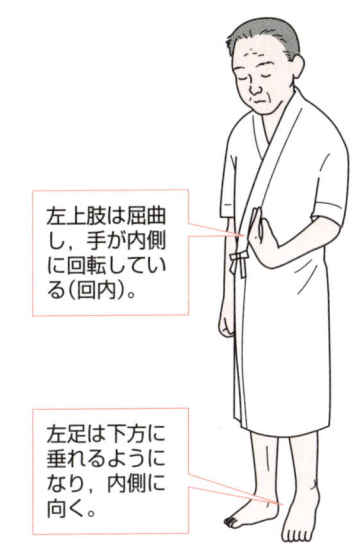

左上肢は屈曲し，手が内側に回転している（回内）。

左足は下方に垂れるようになり，内側に向く。

＊Ⅳ-32 脳血管障害による左片麻痺＊

79 骨粗鬆症　英文 osteoporosis

概念

骨基質量と石灰化骨量との比率が保たれたままで骨量が減少し，骨折の危険性が高まった状態である。閉経後の女性に多い。

成因と病態生理

何らかの原因で骨吸収が骨形成を上回ったアンバランス状態が長く続いて骨量が減少する。加齢，遺伝，体質，閉経，カルシウム調節ホルモンの代謝異常，カルシウム摂取不足など，栄養不良などが危険因子となる（Ⅳ-33）。このほか，甲状腺機能亢進症，性腺機能不全，クッシング症候群，副腎皮質ステロイド薬服用，糖尿病に続発して起きることもある。

症状

慢性的な腰背痛，身長の低下，脊椎の変形により背が丸くなるといった症状がある。転倒などで容易に骨折しやすい。

診断

腰背痛などの自覚症状と，骨量を定量して診断する。

治療

①**生活指導** 適度の運動と十分なカルシウム摂取を行う。骨折の予防に努める。

②**薬物療法** 活性化ビタミンD，ビタミンK，女性ホルモン，カルシトニン，ビスホスホネートなどを使用する。

経過・予後

高齢者では病的骨折を起こすと寝たきりになることがあるので注意が必要である。

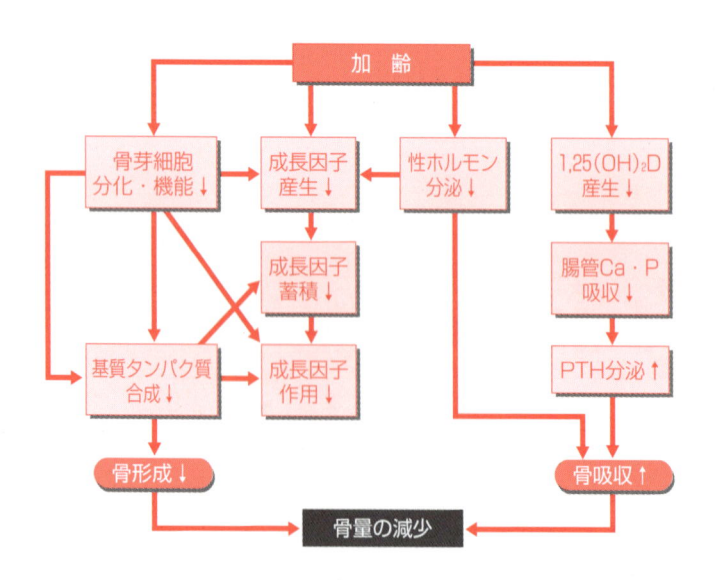

＊ Ⅳ-33 **老人性骨粗鬆症の病態生理**（↓減少，↑増加を示す）＊
加齢に伴って，骨芽細胞の分化や機能・性ホルモンの分泌の低下などが起こり，その結果，骨量が減少する。

80 パーキンソン病 英文 Parkinson's disease

概念
細かなふるえ（振戦），筋の固縮，動作緩慢（無動）を主徴とする神経系の変性疾患である。人口10万人当たり100人程度の有病率で，アルツハイマー病とならんで中年以降の神経疾患の中では頻度が高い。

成因と病態生理
黒質ドパミン細胞が脱落し，線状体のドパミン含量が低下している。脳血管障害や中毒などでも同じような症状を呈することがあり，パーキンソン症候群と総称される。

症状
一側の手のふるえ（振戦）か，歩行が遅い症状で始まる。筋の被動時の歯車様抵抗（筋固縮）や動作緩慢があり，小刻み歩行や前屈姿勢（Ⅳ-34）もみられる。さらに自律神経症状として仮面様顔貌，脂顔，流涎，多汗，便秘などが出現し，さらに精神症状として自発性低下，抑うつ気分，不眠などを訴える。

診断
特有な臨床症状，身体所見で診断する。

治療
薬物療法として，L-ドーパ，ドーパミン受容体作動薬を投与する。

経過・予後
合併症を起こさない限り，生命予後は一般人口と同じである。死因としては，肺炎など感染症，脳血管障害，悪性腫瘍などがある。

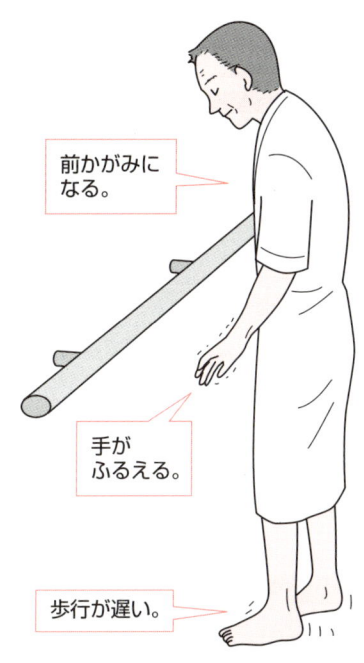

前かがみになる。

手がふるえる。

歩行が遅い。

* Ⅳ-34 パーキンソン病の特有の姿勢 *

155

81 老年認知症（痴呆） 英文 senile dementia

概念

認知症（痴呆）とは，一旦，正常に発達した知能が後天的な原因によって低下し，それとともに感情障害や人格障害をも伴う病態をいう。

65歳以上の高齢者の約7％に認知症（痴呆）があるとされ，原因としては脳血管障害による脳血管性認知症（痴呆）と，アルツハイマー病（Alzheimer's disease）など老年認知症（痴呆）が多い（Ⅳ-35）。

アルツハイマー病は，認知症（痴呆）を呈する脳の変性性疾患である。従来は65歳以前に発病するものを狭義のアルツハイマー病，65歳以降に発症するものをアルツハイマー型認知症と区別していたが，両者に病理学的な区別はなく，現在では両方ともアルツハイマー病と呼ぶことが多い。

成因と病態生理

大脳皮質に老人斑とアルツハイマー神経原線維変化が多発し，神経細胞の消失と大脳萎縮が起きる。

症状

初期には記憶障害（物忘れ），健忘失語，うつ状態があるが，進行すると失語，失見当識，失行なども現れ，やがて高度の知的機能が荒廃し，運動障害や失禁したりする。

診断

①臨床症状　認知症（痴呆）がみられる。

②CT，MRI　脳が萎縮している所見がある。

③脳波　びまん性の徐波がみられる。

④PET検査　頭頂葉の血流・代謝異常が認められることがある。

治療

根本的な治療法はない。

経過・予後

数年から十数年の経過で，肺炎などの合併症で死亡する。

変性疾患	認知症を主症状とするもの（アルツハイマー型老年認知症（痴呆），ピック病など） 系統変性疾患に伴う認知症（パーキンソン病，ハンチントン舞踏病，進行性核上麻痺など）
続発性の認知症	血管障害，低酸素症，血液の異常 内分泌・代謝性疾患，中毒（特に薬物中毒） 感染症（髄膜炎，脳炎） 腫瘍，外傷，正常圧水頭症など

* IV-35 認知症（痴呆）の原因疾患 *

変わる病名

医学の進歩，社会倫理の変化などによって病名が変わることがある。「痴呆」という病名も数々の論議を経て「認知症」という名称に変わった。

ダウン症候群も，かつてはその特有な顔貌から「蒙古症」と呼ばれたが，モンゴル人に対する偏見にあたることから，ダウン症候群という名称に変わった。

古い教科書で勉強していると，つい間違った病名を覚えてしまい，恥をかく羽目になる。常に新しい情報を得ることが大切である。

付表 臨床検査の基準値

下表は，臨床検査における「検査項目」「基準値」「異常値を示す主な疾患」についてまとめたものである。

＊付表1 尿検査＊

検査項目	基準値	異常値を示す主な疾患
タンパク	(−)〜(±)	陽性：腎炎，ネフローゼ症候群，発熱
糖	(−)	陽性：糖尿病，腎性糖尿，ステロイド服用，膵炎，脳出血，妊娠
潜血	(−)	陽性：腎・尿路系の炎症，結石，腫瘍，出血性素因，腎臓外傷
ウロビリノゲン	(±)〜(+)	強陽性：肝障害，血管内溶血，体質性黄疸，便秘
ビリルビン	(−)	陽性：閉塞性黄疸，体質性黄疸
ケトン体	(−)	陽性：飢餓，糖尿病性ケトアシドーシス，嘔吐，下痢，空腹，発熱
沈渣	赤血球：<2個/毎視野	陽性：腎・尿路系の炎症，結石，腫瘍，出血性素因
沈渣	白血球：<4個/毎視野	陽性：膀胱炎，腎盂炎，尿道炎，前立腺炎
沈渣	上皮細胞：(−)〜扁平上皮が少数	陽性：膀胱炎
沈渣	円柱：(−)〜硝子円柱が少数	陽性：腎炎，尿細管障害，ネフローゼ症候群
沈渣	結晶：(−)〜尿酸塩，リン酸塩，シュウ酸塩	陽性：尿路結石症
沈渣	細菌：<4個/毎視野	陽性：膀胱炎，腎盂炎，尿道炎

＊付表2 便検査＊

検査項目	基準値	異常値を示す主な疾患
潜血反応	(－)	陽性：消化管出血（潰瘍，悪性腫瘍）
寄生虫卵	(－)	陽性：寄生虫症

＊付表3 血球検査＊

検査項目	基準値	異常値を示す主な疾患
赤血球数 (RBC)	男430万～554万/μL 女374万～495万/μL	高値：真性多血症，脱水，ストレス，多血症 低値：貧血，白血病，悪性腫瘍，出血
ヘモグロビン (Hb)	男13.8～16.9g/dL 女12～15g/dL	赤血球数と同様の疾患を来す。
ヘマトクリット (Ht)	男40.8～49.6% 女34～45.3%	赤血球数と同様の疾患を来す。
平均赤血球容積 (MCV)	男84～100.4fL 女82.5～97.4fL	高値：大球性貧血 低値：小球性貧血
平均赤血球ヘモグロビン量(MCH)	男28.4～34.2pg 女26.9～32.7pg	低値：低色素性貧血
平均赤血球ヘモグロビン濃度(MCHC)	31.8～35%	低値：低色素性貧血
血小板数 (Plt)	12万～41万 /μL	高値：本態性血小板血症，真性多血症，出血 低値：特発性血小板減少性紫斑病，肝硬変，抗ガン薬使用，骨髄異形成症候群
白血球数 (WBC)	3,600～9,300 /μL	高値：感染症，急性心筋梗塞，白血病，真性多血症，出血 低値：全身性エリテマトーデス(SLE)，白血病，無顆粒球症，悪性貧血，再生不良性貧血，骨髄線維症，薬剤副作用
白血球分画	好中球： 41.7～74.1%	高値：感染症，炎症，急性中毒 低値：ウイルス感染症，腸チフス，再生不良性貧血，白血病，SLE，無顆粒球症，肝硬変

白血球分画	好酸球：0.6〜8%	高値：アレルギー性疾患，寄生虫症，膠原病 低値：腸チフス，クッシング症候群，ストレス	
	好塩基球：0〜1.5%	高値：慢性骨髄性白血病	
	単球：3.6〜8.5%	高値：骨髄単球性白血病，無顆粒球症の回復期 低値：重症敗血症，悪性貧血	
	リンパ球：18.9〜47.7%	高値：ウイルス感染症，伝染性単核球症，アレルギー性疾患，慢性リンパ性白血病 低値：急性感染症の初期，悪性リンパ腫，全身性エリテマトーデス（SLE）	

*付表4 **血液生化学検査***

検査項目	基準値	異常値を示す主な疾患
総タンパク（TP）	6.6〜8.1g/dL	高値：炎症，脱水，多発性骨髄腫 低値：低栄養，吸収不良症候群，肝障害，ネフローゼ症候群，火傷
アルブミン（Alb）	4.1〜4.9g/dL	高値：脱水 低値：肝硬変，ネフローゼ症候群，吸収不良症候群，低栄養
TTT（チモール混濁試験）	1〜7U	高値：慢性肝炎，肝硬変，肝ガン，多発性骨髄腫
ZTT（硫酸亜鉛混濁試験）	1〜10U	高値：慢性肝炎，肝硬変，肝ガン，多発性骨髄腫，高脂血症
CK（クレアチンキナーゼ）	35〜175U	高値：心筋梗塞，筋ジストロフィ，ショック，運動，手術後
AST（GOT）	13〜35 IU/L	高値：急性肝炎，心筋梗塞，肝硬変
ALT（GPT）	8〜48 IU/L	高値：急性肝炎，慢性肝炎，肝硬変，肝ガン，脂肪肝
LDH（乳酸脱水素酵素）	109〜210 IU/L	高値：肝炎，心筋梗塞，悪性腫瘍，悪性リンパ腫，悪性貧血

項目	基準値	臨床的意義
ALP（アルカリホスファターゼ）	86～252 IU/L	高値：肝胆道疾患，骨疾患，副甲状腺機能亢進症，妊娠，小児
γ-GTP	男 7～60 IU/L 女 7～38 IU/L	高値：アルコール性肝炎，閉塞性黄疸，薬剤性肝炎
コリンエステラーゼ（ChE）	172～457 IU/L	高値：ネフローゼ症候群，糖尿病性腎症 低値：肝硬変，農薬中毒，サリン中毒
アミラーゼ（AMY）	53～162 IU/L	高値：急性膵炎，慢性膵炎，膵ガン，イレウス，流行性耳下腺炎
クレアチニン（CRE）	男 0.7～1.1mg/dL 女 0.5～0.8mg/dL	高値：腎炎，腎不全，脱水，巨人症，甲状腺機能亢進症
尿酸（UA）	男 4.0～7.0mg/dL 女 2.5～5.6mg/dL	高値：痛風，悪性腫瘍，白血病
尿素窒素（BUN）	7～19mg/dL	高値：腎不全，腎炎，心不全，脱水，消化管出血，ショック
中性脂肪（TG）	26～149mg/dL	高値：高脂血症，肥満，糖尿病，肝胆道疾患，甲状腺機能低下症 低値：甲状腺機能亢進症，肝硬変，低栄養
総コレステロール（T-C）	130～220mg/dL	高値：原発性・続発性高コレステロール血症，甲状腺機能低下症，ネフローゼ症候群，胆道閉鎖症，悪性腫瘍 低値：家族性低コレステロール血症，肝障害，甲状腺機能亢進症
HDL-コレステロール	男 31～78mg/dL 女 47～102 mg/dL	高値：家族性高HDL-コレステロール血症，コレステリルエステル転送タンパク質（CETP）欠損症 低値：高リポタンパク血症，虚血性心疾患，脳梗塞，肥満症，喫煙
アポタンパク	Apo-AⅠ：122～161mg/dL	増加：高HDL-コレステロール血症，糖尿病 低下：高トリグリセリド血症，肝胆道疾患，腎不全
	Apo-AⅡ：25～35mg/dL	増加：高HDL-コレステロール血症，糖尿病 低下：高トリグリセリド血症，肝胆道疾患，腎不全

アポタンパク	Apo-B：69〜105mg/dL	増加：家族性高コレステロール血症，家族性複合型高脂血症，糖尿病，甲状腺機能低下症，ネフローゼ症候群
	Apo-CⅡ：1.6〜4.2mg/dL	増加：原発性高カイロミクロン血症，高トリグリセリド血症，Ⅲ型高脂血症，糖尿病 低下：肝硬変症
	Apo-CⅢ：5.5〜9.5mg/dL	増加：原発性高カイロミクロン血症，高トリグリセリド血症，Ⅲ型高脂血症，糖尿病 低下：肝硬変症
	Apo-E：2.7〜4.5mg/dL	増加：Ⅲ型高脂血症，糖尿病，肝疾患，ネフローゼ症候群 低下：アポE欠損症
ナトリウム(Na)	138〜146mEq/L	高値：脱水，下痢，発汗，尿崩症，原発性アルドステロン症 低値：浮腫，クッシング症候群，降圧利尿薬使用，嘔吐，下痢，バソプレシン(ADH)不適切分泌症候群
カリウム(K)	3.7〜5.0mEq/L	高値：腎不全，乏尿，脱水 低値：降圧利尿薬使用，原発性アルドステロン症，クッシング症候群
クロール(Cl)	99〜107mEq/L	高値：脱水，下痢，代謝性アシドーシス，呼吸性アルカローシス 低値：嘔吐，腎不全，代謝性アルカローシス，糖尿病性ケトアシドーシス
カルシウム(Ca)	9.2〜10.7mg/dL	高値：副甲状腺機能亢進症，異所性副甲状腺ホルモン(PTH)産生腫瘍，骨髄腫，骨腫瘍，悪性腫瘍，ビタミンD過剰 低値：副甲状腺機能低下症，骨軟化症，低アルブミン血症，腎不全
無機リン(IP)	2.8〜4.8mg/dL	高値：腎不全，ビタミンD中毒，巨人症，副甲状腺機能低下症 低値：副甲状腺機能亢進症，くる病，骨軟化症，尿細管性アシドーシス

検査項目	基準値	異常値を示す主な疾患
鉄 (Fe)	男 45～199 μg/dL 女 24～174 μg/dL	高値：ヘモクロマトーシス，再生不良性貧血 低値：鉄欠乏性貧血，慢性炎症，慢性出血，悪性腫瘍
不飽和鉄結合能 (UIBC)	男 132～340μg/dL 女 133～408μg/dL	高値：鉄欠乏性貧血，多血症 低値：悪性腫瘍，ヘモクロマトーシス，慢性炎症
総ビリルビン (T-Bil)	0.3～1.1mg/dL	高値：肝炎，肝硬変，肝ガン，胆石症，溶血性貧血
直接ビリルビン (D-Bil)	0～0.2mg/dL	高値：肝炎，胆汁うっ滞，胆石症
血糖	75～109mg/dL (空腹時)	高値：糖尿病，肝疾患，脳障害 低値：肝疾患，腸管吸収不良
HbA1c(ヘモグロビンA1c)	4.3～5.8%	高値：高血糖状態の持続 低値：赤血球寿命の短縮

＊付表5 **内分泌検査**＊

検査項目	基準値	異常値を示す主な疾患
副腎皮質刺激ホルモン (ACTH)	10～100pg/mL (早朝空腹時)	高値：下垂体性クッシング病，異所性ACTH産生腫瘍 低値：アジソン病，コルチゾール産生腫瘍，ACTH単独欠損症
甲状腺刺激ホルモン(TSH)	0.618～4.324 μU/mL	高値：甲状腺機能低下症，TSH産生腫瘍，甲状腺ホルモン不応症 低値：甲状腺機能亢進症
成長ホルモン (GH)	5ng/mL以下 (早朝空腹時)	高値：下垂体腫瘍（巨人症，先端巨大症），異所性GH産生腫瘍 低値：下垂体前葉機能低下症（下垂体腫瘍，分娩後など），下垂体性小人症
バソプレシン〔抗利尿ホルモン(ADH)〕	1.0～8.0pg/mL	高値：ADH不適切分泌症候群，腎性尿崩症 低値：尿崩症

遊離トリヨードサイロニン(FT₃)	2.44～3.84pg/mL	高値：甲状腺機能亢進症，亜急性甲状腺炎，橋本病の急性増悪 低値：甲状腺機能低下症，低T₃症候群，副腎皮質ステロイド服用
遊離サイロキシン(FT₄)	0.81～1.35 ng/dL	高値：甲状腺機能亢進症，亜急性甲状腺炎，橋本病の急性増悪 低値：甲状腺機能低下症，副腎皮質ステロイド服用
副甲状腺ホルモン(PTH)	0.1～0.4ng/mL (C末端PTH)	高値：副甲状腺機能亢進症，腎不全，ビタミンD欠乏症，クッシング症候群 低値：副甲状腺機能低下症，高カルシウム血症，甲状腺機能亢進症

＊付表6 免疫血清検査＊

検査項目	基準値	異常値を示す主な疾患
CRP	0.6mg/dL以下	高値：急性・慢性感染症，膠原病，悪性腫瘍，血栓症，梗塞性疾患
抗核抗体(ANA)	40倍未満	高値：全身性エリテマトーデス(SLE)，混合性結合組織病，多発性筋炎，全身性硬化症，自己免疫性肝炎
抗DNA抗体	40 IU以下	高値：SLE，混合性結合組織病，シェーグレン症候群
リウマトイド因子(RF)	20 IU/mL以下	高値：関節リウマチ，SLE，全身性硬化症，肝硬変，ウイルス感染症
抗サイログロブリン抗体	0.3U/mL未満	高値：バセドウ病，橋本病，特発性粘液水腫
抗甲状腺ペルオキシダーゼ抗体	100倍未満	高値：バセドウ病，橋本病，特発性粘液水腫
抗TSHレセプター抗体	陰性	陽性：バセドウ病
クームス試験	陰性	陽性：自己免疫性溶血性貧血，不適合輸血，不適合妊娠

＊付表7 血液凝固検査＊

検査項目	基準値	異常値を示す主な疾患
プロトロンビン時間（PT）	8.1〜10.1秒	延長：Ⅱ・Ⅴ・Ⅶ・Ⅹ因子欠乏症, 肝障害, 播種性血管内凝固症候群（DIC）, ビタミンK欠乏症
PT-INR	0.89〜1.11	
活性化部分トロンボプラスチン時間（APTT）	28.6〜43.2秒	延長：Ⅻ・Ⅺ・Ⅹ・Ⅸ・Ⅷ因子欠乏症, DIC, ビタミンK欠乏症, 肝障害
フィブリノゲン（Fbg）	185〜390mg/dL	高値：感染症, 悪性腫瘍, 脳血栓症, 心筋梗塞, 膠原病, 手術後 低値：無フィブリノゲン血症, DIC, 肝障害
FDP	5μg/mL以下	高値：DIC, 血栓症, 悪性腫瘍, 手術後
D-ダイマー	1μg/mL以下	高値：DIC, 血栓症, 血栓溶解療法後

＊付表8 感染症関連検査＊

検査項目	基準値	異常値を示す主な疾患
抗ストレプトリジンO（ASO）	166倍未満	高値：溶連菌感染（扁桃炎, 猩紅熱）, リウマチ熱, 急性糸球体腎炎
梅毒血清反応（ガラス板法, RPR法）	陰性（定性） 1倍未満（定量）	陽性：梅毒, 生物学的偽陽性反応（妊娠, SLE, 結核, 異型肺炎, ハンセン病, ウイルス感染など）
梅毒血清反応（TPHA）	陰性（定性） 80倍未満（定量）	陽性：梅毒
A型肝炎ウイルス抗体（HA抗体）	陰性	陽性：A型肝炎
B型肝炎ウイルスs抗原（HBs抗原）	陰性	陽性：B型肝炎, キャリア
B型肝炎ウイルスs抗体（HBs抗体）	陰性	陽性：B型肝炎の既往, B型肝炎ウイルスワクチン接種
C型肝炎ウイルス抗体（HCV抗体）	陰性	陽性：C型肝炎
HIV抗体	陰性	陽性：エイズ

付表9 腫瘍マーカー検査

検査項目	カットオフ値※	異常値を示す主な疾患
αフェトプロテイン（AFP）	10ng/mL	肝細胞ガン，転移性肝ガン，急性肝炎，慢性肝炎，肝硬変，腎不全，妊娠
BCA225	160U/mL	乳ガン
CA19-9	37U/mL	膵ガン，胆のうガン，胆道ガン，胃ガン，大腸ガン
CA125	35U/mL	卵巣ガン，子宮内膜症，妊娠，膵ガン，胆管ガン，肝ガン，胃ガン，肺ガン
CEA（ガン胎児性抗原）	5ng/mL	大腸ガン，胃ガン，膵ガン，肺ガン，乳ガン，胆道ガン，子宮内膜ガン，卵巣ガン，肺炎，気管支炎，結核，潰瘍性大腸炎，肝炎，肝硬変，喫煙者
CYFRA21	3.5ng/mL	肺扁平上皮ガン，肺腺ガン，間質性肺炎，気管支拡張症
γ-Sm	4ng/mL	前立腺ガン，前立腺肥大症，前立腺炎
NCC-ST-439	7U/mL	膵ガン，胃ガン，大腸ガン，胆のう・胆管ガン，肺ガン，乳ガン，肝ガン，慢性肝疾患
NSE	10ng/mL	肺小細胞ガン，神経芽細胞腫，褐色細胞腫，網膜芽細胞腫，胃ガン，大腸ガン
PSA	3ng/mL	前立腺ガン，前立腺肥大症，前立腺炎
SCC	1.5ng/mL	肺扁平上皮ガン，子宮頸ガン，食道ガン，皮膚ガン，肺炎，肺結核，気管支喘息，腎不全
SLX	40U/mL	肺腺ガン，膵ガン，卵巣ガン，胃ガン，大腸ガン，肝硬変
Span-1	30U/mL	膵ガン，胆のう・胆管ガン，肝ガン，胃ガン，大腸ガン，肺ガン，乳ガン，肝硬変，肝炎

※【カットオフ値】その値を境界にして陽性か陰性かを判別する病態判断値である。

参考図書

- 奈良信雄:「人体の構造・機能と疾病の成り立ち」医歯薬出版，2003年
- 高久史麿他監修:「新臨床内科学第8版」医学書院，2002年
- 奈良信雄著:「臨床検査小事典」中外医学社，2002年
- 奈良信雄編:「治療薬マニュアル」中外医学社，2002年
- 奈良信雄著:「臨床医学総論／臨床検査医学総論」医歯薬出版，2001年
- 奈良信雄著:「看護アセスメントに役立つ検査値のみかた・読み方」南江堂，2001年
- 奈良信雄著:「看護・栄養指導のための治療薬ハンドブック」医歯薬出版，2001年
- 小柳仁他編:「標準外科学」医学書院，2001年
- 福井次矢，奈良信雄編:「内科診断学」医学書院，2000年
- 奈良信雄著:「看護・栄養指導のための臨床検査ハンドブック第3版」医歯薬出版，2005年
- 奈良信雄編:「薬の処方ハンドブック」羊土社，1999年
- 黒川清他編:「EBM現代内科学」金芳堂，1997年
- 奈良信雄著:「検査と疾患」メディカルカルチュア社，1996年
- 田花利男他監修:「メディカル管理栄養士のためのステップアップマニュアル」第一出版，2004年
- 橋本信也著:「7th新臨床内科学」，医学書院，2000年
- 鈴木博，中村丁次編著:「管理栄養士講座・臨床栄養学Ⅰ」建帛社，2003年
- 中村丁次編著:「栄養食事療法必携」医歯薬出版，2000年

索引

Alphabet & 略語

abdominal distension ············87
abdominal pain ·····················38
AC ··18
acute hepatitis ·····················133
Alzheimer's disease ············156
AMC ·····································18
anemia ······························140
angina pectoris ···················108
anorexia ·······························34
anorexia nervosa ··················62
anxiety state ·························73
aplastic anemia ···················144
appetite loss ·························34
arm circumference ···············18
arm muscle circumference ······18
arrhythmia ····························82
arthralgia······························56
ascites··································86
ausculation ···························22
A型肝炎 ·······························134
BIA法····································18
bioelectrical impedance analysis
··18
bloody sputum ·····················50
BMI ·······························13, 64
body mass index ············13, 64
bronchial asthma ···············118
butterfly rash ·······················88
B型肝炎 ·······························134
cachexia ·······························62
cerebral vascular disease ······152
chest pain ····························54
CHF·····································114
chronic bronchitis ···············116
chronic glomerulonephritis ···122
chronic heart failure············114
chronic hepatitis ·················135
chronic obstructive pulmonary disease ·································116
chronic pancreatitis ·············139
chronic renal failure ············120
consciousness disturbance ···70
constipation ·························42
convulsion ····························74
COPD ································116
cough ··································49
cramp ··································74
Crohn's disease ··················130
Cushing's syndrome············149
cyanosis ·······························75
C型肝炎 ·······························134
dehydration ··························68
depressive state ···················73
diabetes mellitus···················96
diagnosis ································8
diarrhea ································44
disturbance of feeling ··········73
dizziness ······························32
DM ·······································96
duodenal ulcer ···················124
dwarf ···································66
dysphagia ····························41
dyspnea ·······························48
ED ·····································131
edema ·································52
emaciation ···························62
eruption ·······························88

168

erythema multiforme	88
erythema nodosum	88
euphoria	73
family history	12
fever	28
gait disturbance	60
gastric ulcer	124
general fatigue	26
general status	20
giantism	66
gout	100
headache	31
hematemesis	46
hematochezia	46
hemoptysis	50
heriotrope erythema	88
hyperlipidemia	98
hypertension	80, 105
hyperthyroidism	145
hyperuricemia	100
hypervitaminosis	101
hypotension	81
hypothyroidism	147
IBD	130
IDA	140
IHD	108
inflammatory bowel disease	130
inspection	21
iron deficiency anemia	140
ischemic heart disease	108
Japan coma scale	70
Japanese Anthropometric Reference	16
JARD	16
JCS	70
joint deformity	90
LC	136
leanness	62
liver cirrhosis	136
malabsorption syndrome	126
mannic state	73
marasmus	129
megaloblastic anemia	142
melalgia	57
melena	46
mineral deficiency	104
mineral excess	103
motor paralysis	58
myocardial infarction	110
NAI	6
nausea	36
nephrotic syndrome	123
neurological examination	22
niche	124
NRI	6
nutritional assessment index	6
nutritional risk index	6
osteoporosis	153
O脚	91
palmar erythema	88
palpation	21
palpitation	51
paralysis	58
paresis	58
Parkinson's disease	155
past history	11
percussion	21
physical examination	19
PNI	6
PNIS	6
present illness	11
present status	19
prognostic nutritional index for surgery	6
prognostic nutritional index	6
protein energy malnutrition	128
pulmonary emphysema	117
RA	151

rheumatoid arthritis	151
SGA	4
shock	76
shortness of breath	48
sign	8
SLE	150
social history	12
special status	20
sputum	49
SSF	15
subscapular skinfold thickness	15
swelling of achilles tendon	85
symptom	7
systemic lupus erythematosus	150
TPN	131
triceps skinfold thickness	15
TSF	15
tumor	84
ulcerative colitis	131
valvular disease	112
vertigo	32
vitamin deficiency	102
vomiting	36
W/H	15
waist/hip ratio	15
weight for height	14
weight gain	64
weight loss	62
WT/HT	14
xanthoma	85
X脚	91
% ideal body weight	14
% loss of body weight	14
% usual body weight	14
%IBW	14
%UBW	14

カタカナ&ひらがな

ア あ

亜急性連合脊髄変性症	102
アキレス腱肥厚	85
悪液質	62
悪性腫瘍	84
悪性肥満	15
足の変形	90
アルコール性肝炎	134
アルツハイマー病	156
アルブミン	78
アレルギー	119
胃潰瘍	124
息切れ	48
意識障害	70
意識の清明度評価	70
1型糖尿病	96
一次性ネフローゼ症候群	124
一次性脳障害	71
医療面接	7, 9
イレウス	87
インスリン	96
インスリン療法	97
ウエスト・ヒップ比	13, 15
右季肋部痛	40
うっ血性心不全	114
ウロビリノーゲン	78
運動	58
運動麻痺	58
栄養アセスメント	2
栄養管理	2
栄養状態	3
栄養評価	2, 4
栄養療法	2
エコノミークラス症候群	55
壊死	108, 110, 133, 135

グレーブス病	145
クレチン病	147
クローン病	130
クワシオコール	128
経口抗糖尿病薬	97
痙性歩行	60
痙性麻痺	58
経腸栄養	131
稽留熱	29
痙攣	74
劇症肝炎	133
下血	46
血圧	80, 105
血液生化学検査	160
血液凝固検査	165
血液・生化学的指標	5
血液分布異常によるショック	76
血液量減少性ショック	76
血管内圧	80
血球検査	159
血清尿酸値	100
血清ビリルビン値	78
結節性紅斑	88
血痰	50
血中ビリルビン	78
血糖検査	96
下痢	44
腱黄色腫	85
幻覚	72
肩甲骨下部皮下脂肪厚	15
現症	19
倦怠感	26
原発疹	88
原発性高脂血症	98
原発性肥満	64
現病歴	11
検便	47
口腔	23
高血圧	80, 123

高血圧症	105
高血圧性脳症	106
膠原病	56, 89, 123
高脂血症	98
甲状腺機能亢進症	145
甲状腺機能低下症	147
甲状腺ホルモン	145, 147
高張性脱水	69
高尿酸血症	100
股関節脱臼	90
呼吸困難	48
骨粗鬆症	153
コルチゾール過剰	149
混合性脱水	68

サ ㉛

最高血圧	80, 105
再生不良性貧血	144
最低血圧	80, 105
細胞外液	52
細胞内液	52
左季肋部痛	40
錯乱状態	70
錯覚	72
猿手	92
3-3-9度方式	70
三尖弁膜症	112
自覚症状	7
弛緩性麻痺	58
糸球体濾過率	121
四肢痛	57
四肢麻痺	58
視診	21
湿性咳	49
弛張熱	29
自動血圧計	81
脂肪組織	62, 64
社会歴	12

嚥下	41	完全静脈栄養	
嚥下運動	41	完全麻痺	
炎症性腸疾患	130	間代性痙攣	
嘔気	36	肝胆道疾患	
黄色腫	85, 99	冠動脈	108, 1
黄疸	78	冠動脈疾患集中治療室	1
嘔吐	36	関連痛	3
嘔吐中枢	36	記憶障害	15
悪心	36, 133	気管支喘息	118
		起坐呼吸	114, 118
		器質性便秘	42

カ か

		既往歴	11
外反膝	91	気腫性のう胞	117
潰瘍	124	機能性頭痛	31
潰瘍性大腸炎	131	機能性便秘	42
化学受容器引金帯	36	客観的評価法	4
拡張期血圧	80, 105	吸収不良症候群	126
下垂手	92	急性肝炎	133
下垂体性巨人症	66	急性下痢	44
家族歴	12	急性膵炎	99
喀血	50	急性腹症	39
下腹部痛	40	急性便秘	42
カルテ	9	吸入性アレルゲン	119
肝炎ウイルス	133	胸水	53
眼球振盪	32	強直性痙攣	74
間欠熱	29	胸痛	54
肝硬変	136	局所状態	20
肝細胞障害	79	局所性関節痛	56
患者像	9	局所性浮腫	53
感情障害	73	虚血性心疾患	108, 115
眼振	32	拒食症	34
乾性咳	49	巨赤芽球性貧血	142
肝性脳症	138	筋囲	13, 1
関節痛	56	筋固縮	15
間接熱量測定値	5	緊張性頭痛	3
間接ビリルビン	78	筋肉組織	6
関節変形	90	空腹中枢	
関節リウマチ	56, 91, 93, 151	クッシング症候群	1
感染症関連検査	165	クモ膜下出血	1

周期熱	29
収縮期血圧	80, 105
重症肝障害	79
主観的評価法	4
主観的包括的評価法	4
腫瘍マーカー検査	166
粥状動脈硬化症	99
手指尺側偏位	93
手掌紅斑	88
主訴	7, 9
腫瘤	84
消化管出血	46
消化吸収障害	126, 128, 139
小球性低色素性貧血	104
症候性やせ	62
症候性頭痛	31
症候性低血圧症	81
症候性肥満	64
症候性便秘	43
症状	7
脂溶性ビタミン	101
上腕筋囲長	18
上腕三頭筋部皮下脂肪厚	15
上腕周囲長	18
触診	21
食物性アレルゲン	119
食欲	34
食欲不振	34
除脂肪組織	62
ショック	76
徐脈性不整脈	82
心悸亢進	51, 82
心窩部痛	40
心筋	108
心筋梗塞	108
神経学的診察	22
神経性食欲不振症	34, 62
心原性ショック	76
診察	8
心室性期外収縮	83
滲出性腹水	86
新生児黄疸	79
振戦	155
身体計測	64
身体計測指標	5
身体構成成分	4
身体診察	7, 19
診断	8
身長	13
身長・体重比	14
心電図	82, 83, 109, 110
心不全	82, 114
腎不全	120, 122
心房細動	83, 112
診療録	9, 10
水欠乏性脱水	68
水分	62
水溶性ビタミン	101
頭痛	31
スパイログラム	119
スプーン状爪	141
スワンネック変形	93
精神的疲労感	26
生体インピーダンス測定法	18
成長異常	66
静的栄養指標	5
生命徴候	19
生理的高身長	67
生理的低身長	67
咳	49
潜在性栄養欠乏状態	27
全身倦怠感	26
全身状態	20
全身性エリテマトーデス	150
全身性関節痛	56
全身性浮腫	53
喘息	118
先端巨大症	66

173

先天性高身長	67
先天性低身長	67
せん妄	70
総合的栄養指標	6
躁状態	73
僧帽弁膜症	112
続発疹	88
続発性高脂血症	98
組織間液	52
組織球	85

タ た

痰	49
タール便	46
体格指数	13
体質性黄疸	79
体脂肪率	13, 18
体重	4, 13
体重減少	62
体重減少率	3, 14
体重増加	64
体重の変化	3
体性痛	38
大動脈弁膜症	112
体平衡	33
他覚的所見	8
多形滲出性紅斑	88
多幸症	73
打診	21
立ちくらみ	33
脱水	68
胆汁うっ滞	79
単純性肥満	64
単純性やせ	62
単麻痺	58
チアノーゼ	75, 114, 118
チェックバルブ現象	117
痴呆	156

チャート	9
中枢性嘔吐	37
中枢性めまい	32
腸肝循環	78
蝶形紅斑	88
徴候	8
聴診	22
腸閉塞	87
直接ビリルビン	78
対麻痺	58
痛風	100
爪	24
低血圧	81
低体温症	28
低張性脱水	69
鉄欠乏性貧血	140
てんかん小発作	74
てんかん大発作	74
動悸	51
等張性脱水	68
動的栄養指標	5
糖尿病	96, 139
動脈血圧	80
吐血	46
特発性再生不良性貧血	144
努力性呼び出し曲線	119

ナ な

内臓脂肪型肥満	15, 64
内臓脂肪症候群	15
内臓痛	38
内反膝	91
内分泌検査	163
ナトリウム欠乏性脱水	68
2型糖尿病	96
肉体的疲労感	26
二次性高血圧	80, 106

二次性ネフローゼ症候群	124	ビタミン過剰症	101
二次性脳障害	71	ビタミン欠乏症	102
ニッシェ	124	ビタミンB_{12}	142
日本栄養アセスメント研究会	16	皮内反応	5
尿管結石	100	皮膚	22
尿検査	158	肥満	64
尿酸	100	肥満指数	13
尿毒症	120	肥満症	64
認知症	156	肥満度	13, 62, 64
熱型	28	病的高身長	67
熱性痙攣	74	病的低身長	67
ネフローゼ症候群	123	病的疲労感	26
粘液水腫	53, 147	病歴	9
脳血管障害	152	ビリルビン	78
脳梗塞	152	疲労感	26
脳出血	152	貧血	33, 140
脳内出血	152	頻脈性不整脈	82
		不安状態	73

ハ(は)

		腹水	53, 86
		腹痛	38
パーキンソン病	155	腹部全体の痛み	40
%平常時体重	14	腹部膨満	87
%理想体重	14	浮腫	52, 122, 123
肺気腫	117	不整脈	82
バイタルサイン	19, 77, 80	不全麻痺	58
肺動脈弁膜症	112	ブドウ糖負荷試験	97
橋本病	147	ブラ	117
波状熱	29	プランマー病	145
バセドウ病	145	プリン体	100
発熱	28	閉塞性黄疸	79
発熱パターン	28	閉塞性ショック	77
斑	89	ヘモグロビン	78
反射性嘔吐	37	ヘモグロビン濃度	75, 140
皮下脂肪厚	13, 15	ヘリオトロープ紅斑	88
皮下脂肪型肥満	15, 64	ヘリコバクターピロリの除菌	125
膝の変形	91	変形性関節症	91
ヒステリー性歩行	60	便検査	159
ビタミン	101, 102	片頭痛	31

便潜血反応	47	むくみ	52
便通	43	無痛（無症候）性心筋虚血発作	108
便秘	42, 45	メタボリック・シンドローム	148
弁膜	112	めまい	32
片麻痺	58, 60, 152	免疫血清検査	164
抱合ビリルビン	78	毛髪	24
放散痛	38	網様体賦活系	72
歩行障害	60	もうろう状態	70
ボタン穴変形	93	物忘れ	156
発作性夜間呼吸困難	114	問診	9
発疹	88		
本態性高血圧	80, 106		
本態性低血圧症	81		
本態性肥満	64		

ヤ や

		薬剤性肝炎	134
		薬物性便秘	43

マ ま

末梢前庭性めまい	32
末端肥大症	66
麻痺	58
マラスムス	128, 129
慢性肝炎	135
慢性気管支炎	116
慢性下痢	44
慢性甲状腺炎	147
慢性糸球体腎炎	122
慢性心不全	114
慢性腎不全	120
慢性膵炎	139
慢性閉塞性肺疾患	116
慢性便秘	42
慢性関節リウマチ	91
満腹中枢	34
ミネラル過剰症	103
ミネラル欠乏症	104
脈圧	80
脈拍	84
無機質	103, 104

やせ	62
遊離ビリルビン	78
溶血性黄疸	79
溶血性貧血	78
葉酸	142
抑うつ状態	73

ラ ら

リポタンパク	99
良性腫瘍	84
臨床検査	8
るい痩	62
漏出性腹水	86
老年認知症（痴呆）	156
ロングフライト症候群	55

ワ わ

鷲手	92
ワルファリン	113

身体診察による栄養アセスメント
－症状・身体徴候からみた栄養状態の評価・判定－

平成18（2006）年1月30日	初版第1刷発行
平成19（2007）年6月5日	初版第2刷発行

著　者	奈良信雄
	中村丁次
発行者	石川秀次
発行所	第一出版株式会社

〒101-0051
東京都千代田区神田神保町1－39
日本健康・栄養会館
振替口座　　00170-3-23838
電　話　（03）3291－4576（代）
ＦＡＸ　（03）3291－4579

制　作	栗田書店
	東京都千代田区神田神保町1－39
組　版	明友社
印　刷	明和印刷
製　本	三水舎

著者の了解により
検印は省略

定価はカバーに表示してあります。
乱丁・落丁本は、お取替えいたします。

© Nobuo Nara & Teiji Nakamura, 2006

JCLS ＜㈱日本著作出版権管理システム委託出版物＞
本書の無断複写は著作権法上での例外を除き禁じられています。複写される場合は、その都度事前に㈱日本著作出版権管理システム（電話03-3817-5670，FAX03-3815-8199）の許諾を得てください。

ISBN978-4-8041-1110-0　C3047

第一出版 刊行目録(抄)

食事と心疾患
M.Ashwell 著
近藤和雄 監訳　2400円

動脈硬化性疾患の先進国である英国で書かれた，食事因子についての翻訳書．

医薬品-栄養素の相互作用
—人間栄養に必要な医薬品の知識—
Y.Coleman 著
細谷憲政 監訳　3500円

約600点の医薬品を，作用，栄養への影響，有害作用等について解説．

健康寿命を延ばそう
—高齢期をいきいき過ごすための運動・食事と医学知識—
日本健康運動指導士会 編　2500円

健康寿命の延伸・介護予防のための運動，食事，医学知識について解説．

居宅・グループホームにおける
簡単・おいしい介護食
—基礎知識とレシピ200—
内藤初枝 著　2500円

介護食の豊富なレシピと，介護における栄養指導方法について解説．

改訂新版
ハンディ医学用語辞典
酒井義浩 編　2900円

必要な知識がひと目でわかる／日本語→英訳→発音(カナ)→簡単な解説．

メディカル管理栄養士のためのステップアップマニュアル
—栄養管理＆アセスメント—
田花・大澤
桑原・片桐 監修　2300円

栄養管理と栄養アセスメントについて，わかりやすく解説したテキスト．

MANUAL of CLINICAL DIETETICS 日本語版
渡邊・寺本・笠原・宮澤
外山・杉山・本田・佐藤 監訳　8900円

アメリカ・カナダ栄養士会による栄養管理マニュアル．日本栄養士会推薦．

大腸がん抑制食品を用いた新しい予防献立カード
武藤泰敏 編　3600円

大腸がん予防・再発防止，他のがんやポリープにも最適の献立135枚と解説．

EBN入門 生活習慣病を理解するために
佐々木敏
等々力英美 編著　2200円

Evidence-based（科学的根拠に基づいた）人間栄養学を疫学の手法で解説．

栄養学を志す研究者のための
論文の書き方・まとめ方
日本栄養改善学会 監修
「栄養学雑誌」編集委員会 編　2000円

テーマ設定から投稿や学会発表までの要点を解説．卒論作成にも最適．

表示はすべて本体価格で，消費税が別に加算されます．